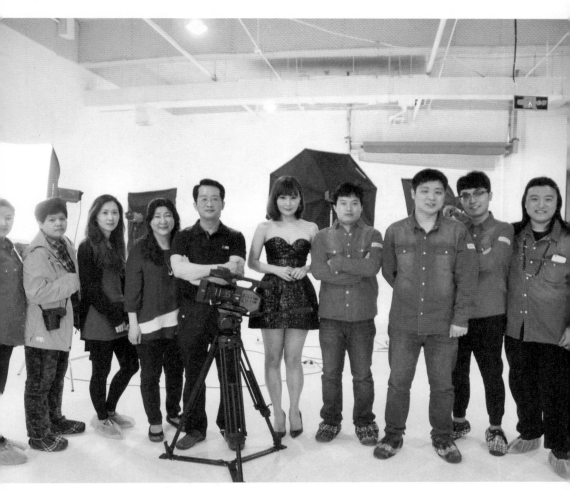

赵药师在北京多用信息技术有限公司拍摄《重返 18 岁》教学视频

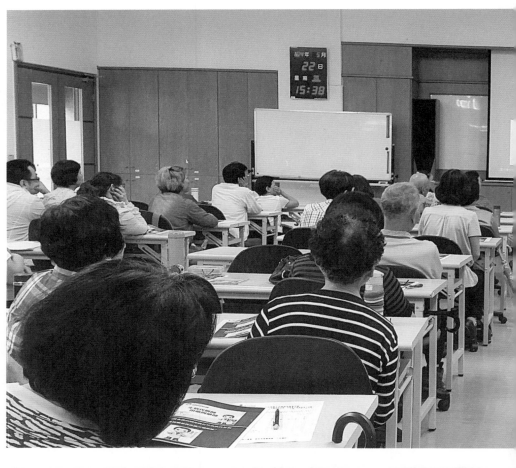

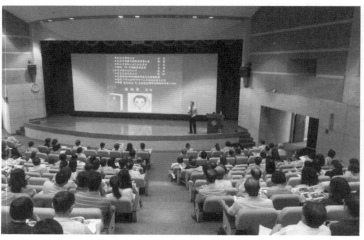

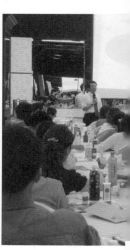

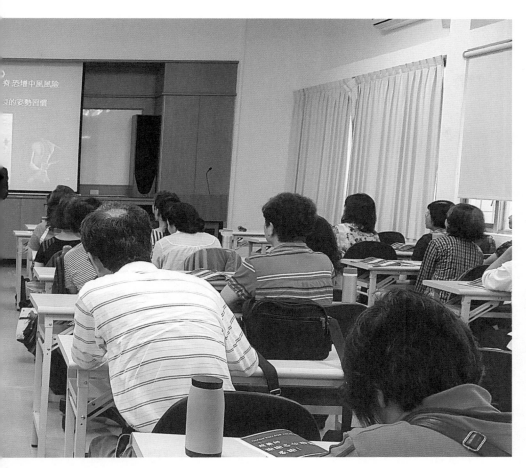

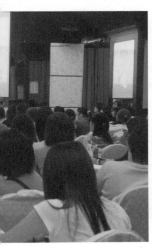

1 赵药师受邀台北卫生局演讲

2 赵药师在高雄演讲

3 赵药师受邀台北市政府演讲

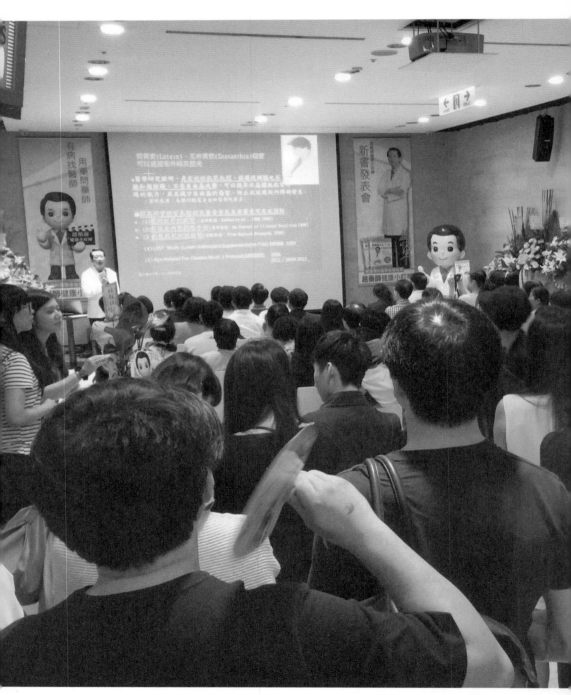

2014 年在诚品书店举办《赵药师健康小叮咛：家庭预防医学保健指南》新书发布会

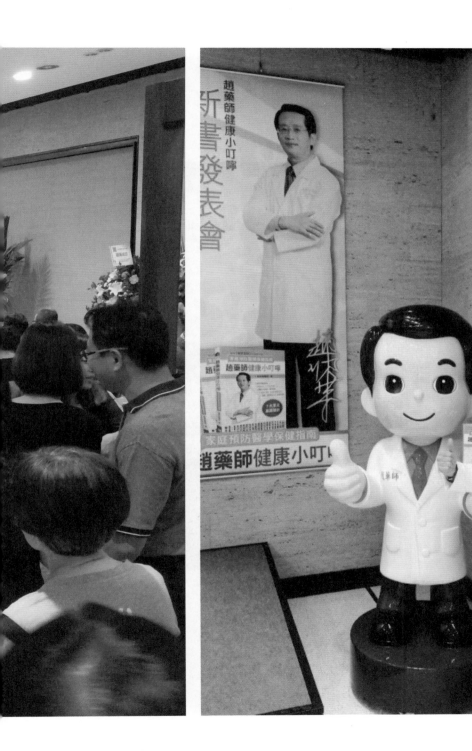

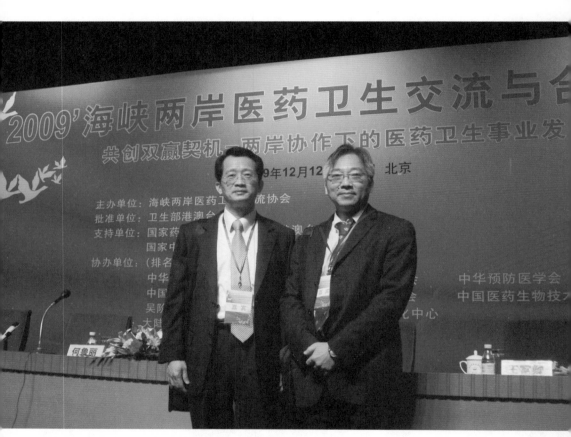

2009 年赵药师参加海峡两岸医药卫生交流与合作会议

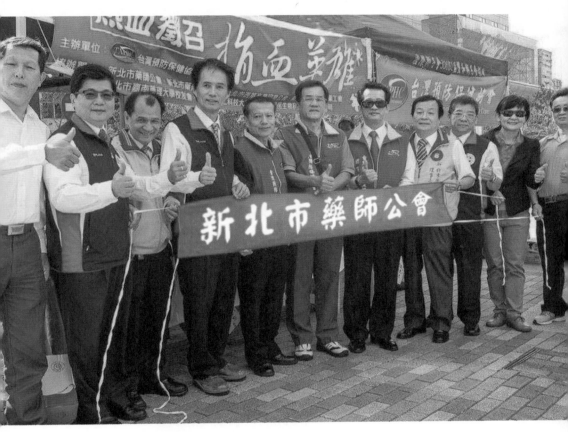

赵药师每年参加大型献血活动

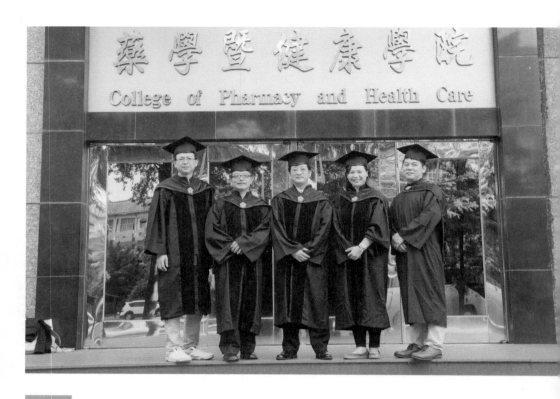

1 赵药师药学硕士毕业合照
2 赵药师药学硕士《预防眼睛疾病与叶黄素摄取行为研究》论文

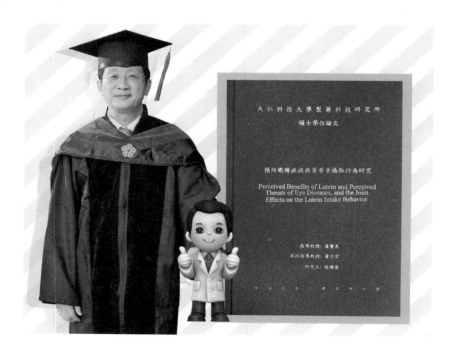

稍懂一点医，离病远一点

赵顺荣◎著

吉林科学技术出版社

图书在版编目(CIP)数据

稍懂一点医，离病远一点 / 赵顺荣著 . — 长春：
吉林科学技术出版社，2018.6
ISBN 978-7-5578-1815-9

Ⅰ . ①稍… Ⅱ . ①赵… Ⅲ . ①药物—基本知识
Ⅳ . ① R97

中国版本图书馆 CIP 数据核字（2017）第 021919 号

稍懂一点医，离病远一点

Shao Dong Yidian Yi, Li Bing Yuan Yidian

著　赵顺荣
出 版 人　李　梁
选题策划　多向度
责任编辑　孟　波　朱　萌　穆思蒙　刘涛涛　代　卉
封面设计　韩慕华
开　　本　710 mm×955 mm　1/16
字　　数　150 千字
印　　张　14
印　　数　1—10 000 册
版　　次　2018 年 6 月第 1 版
印　　次　2018 年 6 月第 1 次印刷

出　　版　吉林科学技术出版社
发　　行　吉林科学技术出版社
地　　址　长春市人民大街 4646 号
邮　　编　130021
发行部电话 / 传真　0431-85677817　85635177　85651759
　　　　　　　　　　85651628　85600611　85670016
储运部电话　0431-84612872
编辑部电话　0431-85635185
网　　址　www.jlstp.net
印　　刷　固安县京平诚乾印刷有限公司

书　　号　978-7-5578-1815-9
定　　价　49.90 元

肩负使命，造福社会

古有药师琉璃光如来发十二大愿——"令诸有情，所求皆得"，今有资深药师赵顺荣先生秉持"做功德，造福田"的精神，致力于推广预防医学理念。

自2002年投身于预防医学保健领域以来，数年间，赵药师分别于台湾大型医学中心、医疗院所及社区义务讲授卫生教育课程。其中，包括台湾台大医院、台北荣民总医院、台湾长庚医院及台湾马偕医院等各大专业医疗机构，并针对专业医生、药师及护理人员等相关人员进行授课、演讲。目前，此类活动已经举办了数百场之多，广受各界称赞，赵药师也真正做到了"造福杏坛"。

赵药师希望借着书籍的力量，帮助人们保持健康，践行药师琉璃光如来的第三大愿：愿我来世得菩提时，以无量无边智慧方便，令诸有情皆得无尽所受用物，莫令众生，有所乏少。

与赵药师结识，是因其经营的"普登药品"多项产品参加本会办理的 SNQ 质量标章评选并获得认证。我深感其企业家风范，且具备专业人员对社会的使命感。此外，具备专业学术涵养的赵药师亦是习武之人，他擅长太极拳，重视保健，倡导身体的和谐。

　　赵药师以促进国人健康为使命，亦身体力行地倡导运动对健康的益处。赵药师秉持认真负责的态度，从未停止实践求学的脚步，是为了促进医疗产业的发展，更是为了塑造药业的良好形象。我很荣幸能为本书作序。

台湾"生技医疗产业促进会"副执行长

谢定宏

2017 年 10 月

行仁得仁，许你一个健康的未来

台湾陈长安药师曾说过，人生最可贵的是健康。如果人生的所有是一长串的"0"，那么健康就是最前面的那个"1"。当健康发生重大问题，"1"消失了，那么人生的一切就全部化为乌有，全部空空如也、归于零了。健康要如何保持呢？一言以蔽之，预防胜于治疗。也就是《黄帝内经》所说的"治未病"，也正如《孙子兵法》中的"不战而屈人之兵"，让病魔没有机会在身体内肆虐。

可反观当下，人们因为缺乏正确的保健及用药知识，以致血液透析人群的数量日趋升高。因此，我发愿著书立作，希望总结过去的经验，为人们提供专业知识，引导人们学习保健知识及用药常识。这就是我从事医疗保健事业的内心准则，即秉持"做功德，造福田"的精神，致力于健康事业的发展。

遥想当年，毕业离乡，经历各种坎

坷，但一直不忘校训，彼情彼景仿佛是昨天的事。母校的校训说"力学行仁"，当时觉得这不过是一句古语，理解尚不深。而今，随着年龄的增长和阅历的积累，才有了较为深刻的认识："力学"是药师的职业要求，"行仁"却是药师一生的责任。

起初，每每看到居高不下的血液透析人数我总忧心，老想着如何能"行仁"，渴望能在以"药"助人之外找到一个摆脱药物滥用的方法。终于，在因缘际会之下，2003年我发现了除药品治疗之外的另一个方向——预防医学。

在高举保健用药旗帜的年代，推广预防医学使我付出了很大的代价。那时，无论是同行业的竞争者，或医生，又或医药组织，他们在得知我正致力于预防医学后都笑我疯了！现在回想起来，我不免埋怨自己当时总想着"行仁"这件事。但我坚信，只要坚持下去就可以证明预防医学理念的正确性。

由于我执意"行仁"，力推预防医学，导致我经营的公司经历了四年的空转。公司没有太多的盈余，仅能勉强维持运作。但是，这些困难并没有动摇我坚持走预防医学之路的决心。

我自幼习武，擅长太极拳。因此我不但举着健康的旗帜，亦倡导运动对健康的好处。除了提升整体医疗产业水平外，我更希望能塑造药业的良好形象。

十多年过去了，"专业、质量、健康、活力"四大原则，"许你一个健康的未来"的承诺，一路走来，始终如一。如今，预防医学的理念渐渐开枝散叶，而用药知识的普及速度却相对缓慢。我一直在思考，有没有一种直接又迅速的方式，将正确用药及预防医学的理念推广开来，让更多的人知悉。所以，十年前我就开始在网络平台上发表有关生活保健的文章，希望通过这种直接的方式解答患者遇到的困惑。在这个过程中，我感受到了"行仁"的快乐。

怎么做才能将散落各处的文章分享给更多需要的人，这是我非常关心的问题。因缘际会下，我得到了一个启发：将"用药安全"与"预防医学"落于纸上，用一本书把急需被重视的知识囊括进来，让家庭保健在日常生活中落实，也为读者提供一个具体的、可操作的实践方式，拉近"预防医学"与个人的距离。

预防医学，我个人的解读是"自己的健康自己经营"。寻求科学的医疗途径，掌握正确的用药知识，保持身体健康也可以是一件轻松的事。

是为序。

赵顺荣

2017 年 10 月

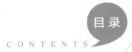

CONTENTS 目录

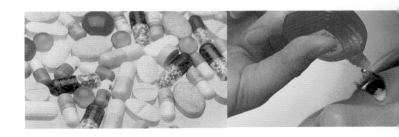

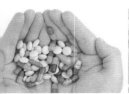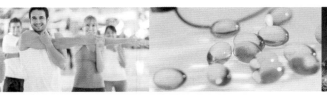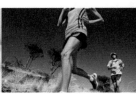

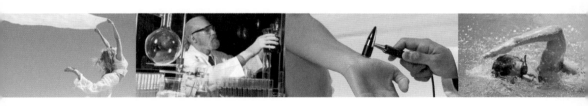

1

第一章

家庭生活中的用药之道

　　家庭生活中难免出现疾病，有了疾病就需要药物的帮助。但是，药物的使用及其相关知识您都了解吗？

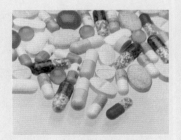

药物不能与食物随意并服

感冒的时候食欲会不太好,有些人会用牛奶或饮料代替开水服药;很多家长喂小宝宝吃药时,会先把药捣碎,再把药加进牛奶或果汁里……这些日常生活中的小举动,如果稍不留意,可能会给身体带来一定的影响。

食物对药品的吸收影响很大,因而药品在饭前或在饭后服用是有差别的。例如:胃部用药的制酸剂宜空腹服用,而一些消化酶宜饭后服用(助食物消化,减轻胃肠负担);一些糖尿病药物,只要病人的肠胃功能正常,饭前服用的效果比饭后服用要好得多。

要注意食物和药物同时服用的禁忌。例如:营养造血补充剂不能与茶水、咖啡并服,因为这些饮品中含有鞣酸成分,易与补血剂中的铁质结合,而使补血剂难以被人体吸收,降低疗效。另外，某些抗生素（如四环素）不能与牛奶、奶酪等奶制品并服，并服会影响抗生素的吸收，降低药物的治疗效果。此外，心脏病患者服用的强心苷，也不宜与牛奶并服。

如果药物与牛奶并用，会产生怎样的相互作用呢？

有些药物会与牛奶中的钙盐结合，形成不溶性盐类，减少吸收，降低疗效，抗生素便是如此。若肠衣锭与牛奶并用，牛奶呈碱性，可能会导致肠衣锭提早在胃中溶解，使药物失效。如果不了解哪种药物会与牛奶相互影响，最好用开水服药。

如果药物与葡萄柚并用，会产生怎样的相互作用呢？

葡萄柚又叫西柚，是一种有别于柚子的水果。葡萄柚汁会抑制代谢酶发挥作用，需要一段时间后才能恢复。葡萄柚汁与药品同时服用，或先喝葡萄柚汁再服药，都会产生相互作用。相互作用可能造成严重后果，肝功能不全、本身有许多疾病的患者需要特别注意。

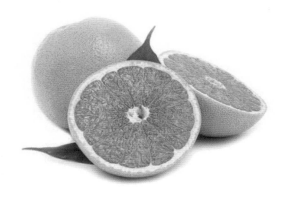

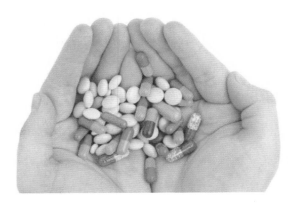

　　中秋前后适逢柚子产季，柚子富含膳食纤维和维生素 C 等营养成分，是大家喜爱的应季水果。赵药师提醒您，柚子虽然美味，但服用特定药品的患者应尽可能避免食用。柚子与葡萄柚含有类似的成分，食用后容易与部分药品产生相互作用，出现药物不良反应或增加毒性发生的概率。

　　目前的研究主要是以葡萄柚为对象，研究其与药物的相互作用，单纯针对柚子的研究不多。但因柚子和葡萄柚成分类似，且已有部分研究指出，柚子也有提高药物在血液中的浓度的作用，所以美国家庭医学会建议柚子与葡萄柚一样，在服药期间都应避免食用。因此，提醒大家：在使用药品时须特别留意药品包装或药品说明书，看其是否注明不可食用葡萄柚或柚子。

　　柚子和葡萄柚都含有丰富的呋喃香豆素，这种物质会抑制人体用来代谢特定药物的酶。当酶无法发挥作用时，人体分解药物的速度就会减慢，从而延长药品在体内的停留时间，导致血液中的药物浓度异常升高，就像服药过量的症状，进而导致不良反应的出现。

此外，抑制药物代谢的时间可能长达数小时，甚至两三天，即使间隔服用药品也无法完全避免。因此，建议在服用特定药物期间尽量避免食用柚子或葡萄柚，以杜绝不必要的药物食物相互作用。

常见的容易与葡萄柚、柚子产生相互作用的药物包括：降血压的钙离子通道阻断剂、斯达汀类降血脂药、抗心律不齐药、免疫抑制剂、部分安眠镇静剂及抗抑郁药物等。

忘记服药该
怎么办？

　　科技始终来自人类。经常忘记服药吗？最新的高科技药丸内置微芯片，搭配贴在患者身上的贴片，能在患者忘记服药时发送信息到手机，提醒患者"该吃药了"。相信这种高科技手段投入市场后，必能帮助那些经常忘记吃药的人。

　　若是必须按时吃药但却忘了吃，该怎么办？在此给大家一些服药的提醒。

　　1. 病人应养成按时服药的习惯。

　　2. 一般而言，若偶尔错过服药时间，应尽快补服；若时间已接近下一次服药时间，则不必补服，且下次服药时无须服用 2 倍剂量。

　　3. 忘记服用避孕药应该及时补服，补服量以 2 倍剂量为限。比如，21 颗包装避孕药，应该从月经来潮的第 1 天开始，每天服用 1 颗，如果忘了一次，则应在第二天正常吃药时间服用 2 颗；

如果连续遗忘两天，则应分别在第三天、第四天连续服用2颗，以确保避孕效果。如果遗忘两天以上使得月经提早到来，那就把剩下的药物丢掉，在第五天开始新的服药周期。服用避孕药数天后，偶尔忘记一两次不至于导致避孕失败。反而是停药时间超过7天，停药时间过久再续用下一包药容易导致避孕失败。此外，最好在每天同一时间服药，这样可以维持血液中的药物浓度，以达到较好的避孕效果。

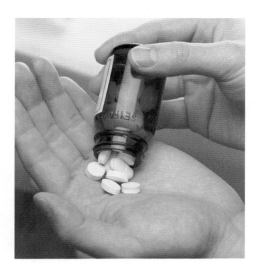

4. 如果小孩吃药之后1小时内吐出，原则上可补服一半剂量；若2小时之后才吐，则可不必补服。儿童药剂包括液剂、糖浆、悬浮液、咀嚼锭、酏剂等，这类制剂大多会做成小朋友较能接受的口味。喂药时，婴幼儿应尽量以滴管、喂药器或药杯分次服用。孩子长大点后，服药时给他们适当的安抚、鼓励，不能强制灌药，以免药物呛入呼吸道。

4 岁以下的儿童应避免吞服整粒锭剂或胶囊，以免噎到；4 岁以上的儿童一般可以吞服锭剂或胶囊，如果不是肠衣锭或缓释剂型药物，可先压碎锭剂再进行喂食。

5. 忘了服类固醇药。

（1）隔天服药一次者：若当天早晨就想起要服药，则应尽快补服；若较晚才想起，则不用补服，等第二天早上再补服，服药间隔也顺延一天。

（2）一天服药数次者：想起要服药后应尽快补服，若到下个服药时间才想起，则一次服用 2 倍药量。

（3）一天服药一次者：想起后应尽快补服，若快到下次服药时间才想起，则不用补服。

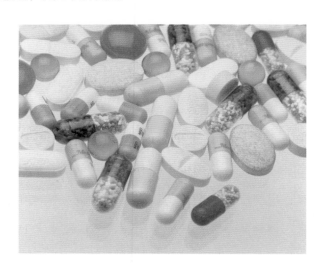

6. 忘了服用抗生素类药品，想起后应尽快补服；若接近下一次服药时间，则用"一天二次"的方法立即补服一剂，隔 5~6 小时再服一剂，隔 2~4 小时再服下一剂，或者这次不补服，在下一次服药时间一次服用两剂的量。经过上述的补救措施后，患者再遵循原定时间按时、按量服用。

7. 为了您的身体健康，同时确保用药安全，请用药前一定要找药师咨询。

用药五"要"原则：要知道、要看标示、要告知、要遵医嘱、要问专业人士

用药五"不"原则：不喝酒、不并用、不空腹、不乱买、不过量

避孕药怎么用才不伤身

根据医院的统计，情人节后的 1 ~ 2 个月会涌现验孕潮和人流潮，人数较平日多出近三成。在节日浪漫气氛的催化下，年轻人易因一时冲动而发生性行为，加上未做好保护措施，往往在没有准备的情况下就要面临怀孕的风险。浓情蜜意之余，要提醒大家采用正确的避孕方法。

避孕方法大致可以分为以下几种：

1. 避孕套（使用避孕套意外怀孕率一般为 15%）。

2. 口服避孕药（若正确服用，成功率可达 99%）。

3. 安全期计算法（失败率是 25%）。

4. 基础体温法（失败率仍有 7%）。

5. 子宫内避孕器（第 1 年成功率可达 97%）。

6. 中断法（体外射精、避孕贴片、结扎）。

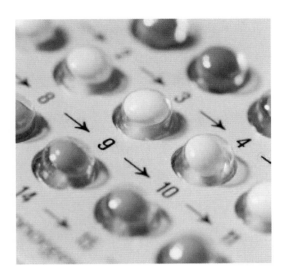

　　在青少年时期避免发生性行为，是避免怀孕和感染性传播疾病最有效的方法。性行为无法避免时，建议采用双重防护的避孕方式，即女士使用口服避孕药，男士使用避孕套，此方法可有效避孕并预防性传播疾病。

　　避孕药开始服用的第一周期效果会比较差，此时最好并用其他方法，如最常被采用的避孕套。只要按照服用方法每天连续服用，口服避孕药是安全且成功率相对较高的避孕方法。

　　口服避孕药在避孕药里较为普遍，首先，来了解一下口服避孕药服用时的注意事项：

　　1.初经来潮后即可使用口服避孕药。

　　2.除特殊原因外，口服避孕药可持续使用，不建议反复停药。

3. 目前研究结果显示，避孕药不会增加不孕的风险。

4. 目前研究结果显示，使用低剂量口服避孕药不会增加乳腺癌风险。

5. 使用口服避孕药后月经量减少属于正常现象。

6. 每日服药时间固定在晚餐后至睡前这段时间内，可减少初期可能出现的不适症状。

7. 口服避孕药不宜用于哺乳期的女性及孕妇，患有心血管疾病的女性亦不适用。要注意的是，口服避孕药属于处方药，使用前请务必咨询妇科医生。

其次，要了解不同类型的口服避孕药的服用方法：

1. 21 颗包装避孕药。从月经来潮的第 1 天开始服用第 1 颗，每天服用 1 颗。使用完 21 颗后，停药 7 天，在停药的第 8 天开始服用下一包。按"服用 21 天停 7 天"的原则连续服用，下次月经通常会在停药的 7 天中来潮。

2. 21 + 7 颗包装避孕药。从月经来潮的第 1 天开始服用第 1 颗，每天服用 1 颗。使用完 21 颗活性锭后，继续服用 7 天的无活性锭。在服用完最后一颗无活性锭的隔天开始服用下一包，并按照"服用 21 天活性锭接着服用 7 天无活性锭"的原则。

3. 24 + 4 剂型配置的避孕药。不同于大多数的口服避孕药，每一包药片含有 24 颗活性锭及 4 颗无活性锭，必须依照正确顺序，每天服用 1 颗。当服用完 28 颗时，即使月经尚未结束，也应连续服用下一包。

但是，忘记服用怎么办？

1. 漏吃了 1 颗活性锭时怎么办？

当日需服用 2 颗活性锭（想起后尽快服用 1 颗活性锭，另 1 颗在平常服用的时间点服用），然后持续每天服用避孕药。不需要增加额外的避孕方法，也不需要服用事后避孕药。

2. 漏吃了 2 颗活性锭时怎么办？

当日需服用 3 颗活性锭（想起后尽快服用 2 颗活性锭，另 1 颗在平常服用的时间点服用），然后持续每天服用避孕药。同时，须采取其他避孕措施至少 7 日。

3. 漏吃了 3 颗及 3 颗以上活性锭时怎么办？

应停用该包避孕药，并采取其他避孕措施，等月经开始的第 1 天再使用新的一包避孕药。如发生无防护性的性行为，应该尽快服用事后避孕药以达到最大防护。

4. 漏吃了所有无活性锭该怎么办？

漏吃无活性锭对避孕效果没有影响，可将忘记服用的无活性锭丢弃，然后按照时间连续服用其余锭剂。

除此之外，还有最后的补救法宝——事后避孕药。

事后避孕药是亡羊补牢的方式，以达到事后避孕的效果。服用时间决定了事后避孕药的避孕效果。如果在性行为发生第 3 天之后才服用事后避孕药，那避孕的成功率就只剩下 58％ 了。因此，在妇产科诊所常会见到使用事后避孕药而意外怀孕的案例。

事后避孕药的剂量非常高，它的剂量是一般口服避孕药的8倍，服用后容易造成经期不规律、身体不适等现象。所以，建议女性平时还是选择低剂量且每月固定服用的口服避孕药。若需要服用事后避孕药，则不论是何种事后避孕药，建议越早服用效果越好。对未婚女性而言，最好的避孕方式还是选择事前避孕药合并使用避孕套的双重防护法。

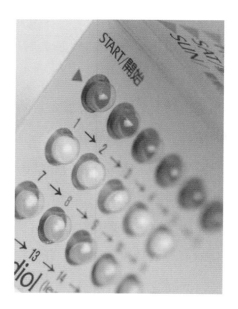

事后避孕药也要注意以下事项：

1. 仅供紧急时用，不属于常规避孕方式。由于避孕效果较差，且有时效性，所以服用前可向专业医生咨询。

2. 不适合经常使用，更不能用它来代替常规避孕方法，否则易引起月经紊乱。通常 1 个月内最多使用一次，且不可每个月都用。

3. 只能对前一次的性行为起到事后避孕作用。如果用药后又发生性行为，必须采取避孕措施，否则仍有怀孕的可能。

4. 若服药后 1 小时内发生呕吐，应尽快补服。

5. 性行为发生后越早服用越好，72 小时内服用的效果最佳。

6. 心血管疾病患者、糖尿病患者、乳腺癌患者、产后半年内的哺乳女性及孕妇严禁使用事后避孕药。

7. 最后一次性行为发生两星期后验孕结果比较准确。

说到避孕，就不得不说说安全期。安全期是一种发生性行为时避开女性的排卵期，使得精子与卵子无法结合的避孕方式。运用安全期避孕的方法，必须是月经周期比较规律的女性效果才比较明显。

月经周期为 28~32 天。在月经出现后的 4~5 天为月经期，属于安全期；至下次月经到来前 14 天为排卵期，为易孕期。这一段时间前后的 3~4 天就是所谓的"危险期"。因为月经周期的不稳定性，所以安全期避孕法的成功率并不高。

月经周期之间的两个安全期由排卵期隔开。排卵期几乎可以肯定是在下一次月经来临前的第 14 天（或者早 5 天，或者晚 4 天）到来，即所谓的危险期。男性的精子可以在女性体内存活 3 天，所以有必要将危险期在前述 14 天前的 5 天再提前 3 天，也就是第一阶段安全期的结束日期。第二阶段安全期是从前述 14

天后的 4 天开始，直到第二次月经来临。通常月经后的 12 ~ 22 天开始排卵，进入危险期。

选择安全期避孕的女性，尽量不要单一使用此方式，建议并用其他避孕措施（安全套、避孕药等），以增加避孕的成功率。

孕期、哺乳期女性
用药的安全性

我们常说：孕妇是"一人吃，两人补"。但是，孕妇服药可能"一人吃，两人受害"。

胎儿透过胎盘汲取养分，如果母体使用药物，药物就可能通过胎盘进入胎儿体内。怀孕的前 3 个月是胎儿健康的关键期，各器官开始形成雏形，是器官发育最重要的时期。在这段时期，如果孕妈妈药物使用不当，胎儿的心脏、脑部、神经系统及四肢发育可能会受到影响，甚至可能导致畸形。因此，孕妇使用药物前一定要向医生、药师咨询，确认安全后再服用。

孕期、哺乳期的用药安全是孕妈妈及新妈妈非常关注的问题。在怀孕期间担心自己生病，生病了用药又担心影响胎儿发育，孕妈妈往往很为难。

怀孕初期药品对胎儿的影响很大，大部分药品可以通过胎盘进入胎儿体内。因此，建议孕妈妈怀孕的前 3 个月内尽量避免使用任何药物。

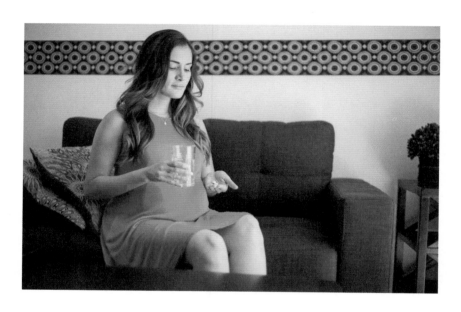

　　药物对胎儿的影响程度取决于药物的性质、药物的剂量、服药时间的长短、药物毒性的强弱、胎盘的渗透性及胎儿对药物的敏感性等因素。一般来说，分子小、高脂溶性的药品容易通过胎盘进入胎儿体内，也会经乳腺分泌到乳汁中。因此，怀孕期及哺乳期女性使用药品时要特别小心，必须由医生、药师评估效益与风险。如果经过医生诊断而服药的话，则必须做到按时产检。完善的产前检查可以确保孕妈妈与胎儿的健康，同时预防异常状况的出现。

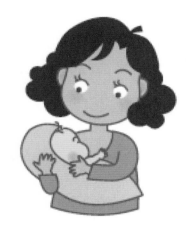

孕妇、哺乳期女性用药的原则及建议：

1. 已经怀孕、疑似怀孕或可能怀孕的情况都应告知医生及药师。

2. 在没有医生、药师的指导下不可自行服药、加药或停药。

3. 若要停止服用药物，应与医生、药师商讨。

4. 怀孕的前 3 个月应避免服用任何药物。

5. 同类药物应选择安全性最高的。

6. 患有慢性疾病须长期服药的孕妇，不能因怀孕而停药。患有气喘、过敏性鼻炎、甲状腺功能亢进、癫痫症、心血管疾病、高血压、糖尿病等疾病的女性，建议稳定病情后再怀孕。怀孕期间，孕妈妈需咨询妇产科医生及药师评估用药风险，不可自行停用或增减药量。

7. 孕妇应戒烟、戒酒。

8.哺乳期应尽量避免服用药物，如果必须服用药品，最好在服药期间暂停授乳。

9.遵循用药原则，并养成"生病找医生，用药问药师"的正确观念。

美国食品药品监督管理局（FDA）将怀孕用药分为 5 级，分别为 A、B、C、D、X：

A 级药品：安全（该类药品伤害胎儿的可能性极小）。在可控的条件下对孕妇进行观察，并证实该药品对胎儿没有危险性。

B 级药品：可能安全。动物实验不能证实对胎儿有危险性，对孕妇尚无充分的研究；动物实验虽对胎儿有不良作用，但对孕妇却无法证实有危险性。

C 级药品：避免使用，除非有治疗必要（若评估效益大于风险时）。动物实验显示对胎儿有不良作用，但无人体实验，该类药品在需要时才使用。

D 级药品：避免使用。已有事实证实对胎儿有危险性，该类药品只能在孕妇生命受到严重危害，或其他较安全药物不能使用时方可使用。

X 级药品：绝对禁止使用。经动物及人体实验证实会导致胎儿异常，此类药品绝对禁止用于孕妇。

拆掉胶囊的壳或磨碎锭剂，效果会比较好吗？

一般口服剂型有：锭剂、糖衣锭、膜衣锭、咀嚼锭、舌下锭、胶囊等，药品之所以需要那么多种剂型，主要是考量疾病的治疗、吸收的差异，还有药品本身的物理化学性质、希望避免的不良反应及服药的方便性等。

有人认为，胶囊的壳拆掉效果会比较好。实际上每种药物都有其特性，剂型的不同只是针对药品本身的特性所设计，如做成口服锭剂，因锭剂需要在人体胃肠道内崩散之后才能有效地与胃肠道黏膜接触，药物才能开始被吸收利用。

一般药品或保健品做成胶囊剂的原因主要为以下几点：

1. 掩盖药物不良气味或提高药物稳定性。

2. 药物的生物利用度较高：在胃肠道中迅速分散、溶出和吸收，其生物利用度将高于丸剂、片剂等剂型。

3.可延缓药物的释放。

4.可弥补其他固体剂型的不足：含油量高的药物或液态药物难以制成丸剂、片剂，但可以制成胶囊剂。

5.胶囊本身的颜色也可以用以快速辨别药品。

有些药物需要在肠内溶解吸收，胶囊壳可以保护药物不被胃酸破坏，而去掉胶囊壳可能会造成药物流失、药物浪费、药效降低等情况。

那么，锭剂掰开或磨碎效果会比较好吗？

1.缓释口服剂型

为了延长某些药物在体内的作用时间、减少服药的次数，及稳定药物在血中的浓度，临床常会利用缓释剂型让药物在体内慢慢地释放出来，这就是为什么有些药物不可掰开或磨粉的原因。

2.糖（膜）衣锭

糖（膜）衣锭是在一般的锭剂外覆盖上特殊的包衣，这类的包衣并不会影响药物释出的时间，最主要是为了遮盖药物本身的不良味道，或是通过阻隔药物与空气、光线的接触以增加药物的稳定性。

食品有保质期，药品也有保存期限。过期食品不入口，这是对食品保质期的认知，而过期药品到底会不会对身体造成危害呢？

《美国新处方集》指出，药品过期后，其药效及安全性仍可维持一段时间。那过期的药还能吃吗？若有此方面的疑问，患者应咨询药师后再做处理。

大多数储存在原包装盒或容器内的药品，过了保质期后其疗效和安全性仍可维持好几年，但有一个前提，要看药品的储存环境。药品在开封后，容易受到温度、湿度、光线的影响而发生变质，因此正确储存药品是很有必要的。

持慢性病处方到医院取药后应按时服药，若没有将药物服完，下次就诊时可告知医生减少开方数量或考虑停用，切勿将剩余药物转给他人服用。

如需长时间滞留国外，患者应尽量携带原包装药品。如果药品较零散，可准备干净的空瓶子，将药品分开包装并在瓶子上并标明药品领取的日期。如需携带分量超过半年以上的药品出国，出国前应留意药品的有效 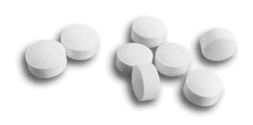 期。特别提醒，药罐内的棉花和干燥剂在开罐后就必须丢弃，否则可能吸附水气，让水气留在药罐内，反而容易使药品受潮变质。

在服药前记得要看清楚医嘱及药品说明书，切勿自行更改服药方式，并且要以足量的温开水服用药物，要牢记"生病找医生，用药问药师"的正确观念。

2

第二章

科学用眼

　　眼睛是心灵的窗户，它让我们见识了世间所有的美好：蓝蓝的天，白白的云，绿绿的树，皑皑的雪……一个多姿多彩的美丽世界。可是，反思一下我们自身，我们对给了我们美丽世界的双眼有过精心的呵护吗？

　　现代科技取得了前所未有的成就，一个薄薄的芯片就可以存储下世界上所有图书的信息。可是，这些高科技凝聚的产品也给我们的眼睛带来了伤害。智能手机、平板电脑在改变我们生活的同时也威胁着我们的双眼。此外，衰老、基因遗传、环境污染等因素都是眼睛的无形杀手。因此，我们需要掌握正确的知识并采取行动去呵护我们的双眼，纵然岁月老去，我们眼中的世界依然美丽。

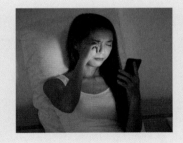

眼睛老化已是全球性的健康问题。随着科技的发展，人们过度使用智能手机、平板电脑，养成了"关灯看手机""走路盯着手机不放"等不良生活习惯。再者，上班族用眼过度，尤其是眼睛必须盯着电脑的人，眼睛最容易受到伤害。眼科门诊的病例统计也发现，患眼病的青壮年人群激增，许多年轻人还没发苍苍，就已经视茫茫，这与不良生活习惯息息相关。

近年来，随着医药知识的普及，叶黄素对大众而言已经不再是陌生的名词。但叶黄素到底是什么，从哪里获得，它有什么作用，人们对这些仍不明了。

什么是叶黄素？

简而言之，叶黄素就是眼睛里的滤光器，其在过滤蓝光、抵御蓝光的伤害方面效果明显。此外，叶黄素也是强力抗氧化剂。

人类眼睛视网膜上的黄斑区域有大量的叶黄素聚集，这个区域叫黄斑区，是负责中心视力的地方。当影像进入眼睛并聚集在视网膜上时，黄斑区能辨识出影像的颜色、形状、光线，使影像清晰地呈现。但如果有以下情况，如光线伤害、过度曝晒、眼睛老化、高度近视、糖尿病、长期吸烟、过度劳累、食用过多油炸食物等，可能导致黄斑区的精细组织受到影响或伤害，进而使得黄斑区退化。

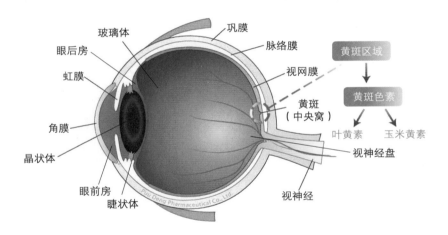

若黄斑区退化，会使影像模糊不清，最常见的就是黄斑区病变。若眼睛缺乏叶黄素，则会出现老化性视网膜黄斑区病变、眼睛疲劳等不同程度的眼部疾病。

多项研究证实，摄取叶黄素和眼睛内的色素有直接关系——叶黄素能保护眼睛免受氧化及高能量光线伤害。亦有研究证实，增加黄斑区中的色素（叶黄素、玉米黄素）含量，可降低老年人罹患黄斑区退化等眼部疾病的风险。

医学临床研究证实，叶黄素是有效的抗氧化剂，能保护视网膜中的不饱和脂肪酸不受自由基攻击，提升晶状体抵抗紫外线的能力，并且减少自由基的伤害，防止或延缓白内障的发生。

如何获得叶黄素？

我们的身体无法自行合成黄斑色素——叶黄素，因此，只能从食物中获得。建议平时可适量食用黄颜色的水果及绿颜色的蔬菜，也可考虑补充有临床研究依据的叶黄素配方营养补充品。

美国国立卫生研究院（NIH）发现，对于那些很难改变生活习惯的人来说，通过服用营养补充品来补充叶黄素及玉米黄素是一个不错的选择。眼病患者服用营养补充品后，其血液中叶黄素、玉米黄素的浓度明显增高。

关于护眼，这里有一个10：2黄金比例最佳护眼配方。

美国国立卫生研究院发现，眼睛内黄斑色素——叶黄素与玉米黄素的含量以10：2的比例存在。因此，选择叶黄素和玉米黄素的比例为10：2且添加了多元不饱和脂肪酸Omega-3的国家认证的保健品，才能达到眼部疾病预防和保健的实质效果。

尽管临床研究证实了食用叶黄素可减少光线对眼睛的伤害，但预防眼部疾病最重要的方法还是要从调整个人生活习惯开始：避免过度用眼，定期给眼睛做按摩，多摄取蔬菜水果，外出戴上太阳镜等。若眼睛出现不适症状，应立即寻求专业眼科医生诊断治疗。

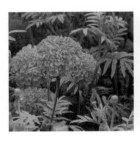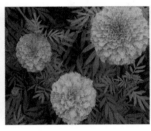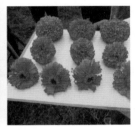

　　哪些人需要补充叶黄素？

　　哪些人需要补充叶黄素呢？黄斑部病变患者、高度近视者、干眼症患者（需同时补充 Omega-3）、飞蚊症患者、糖尿病患者、白内障患者（含已接受手术者）、肾功能退化导致视网膜退化者、用眼过度者、接受过近视激光手术者、工作性质依赖光线者（如3C 族群）、长期户外工作者（如交警、环卫工人）、近视儿童（点用散瞳剂者）及孕妇都需要补充叶黄素。

　　此外，每天低剂量摄取叶黄素比高剂量摄取更有效。黄斑区对叶黄素的吸收速度比较慢，为了提高叶黄素的吸收效率，高剂量摄取叶黄素是不可取的，而低剂量摄取叶黄素反倒会使吸收率提高。在补充叶黄素的过程中若不能坚持三到四个月，黄斑区的症状就无法得到有效改善。所以，长期少量摄取叶黄素比短期大量摄取叶黄素更有效果。

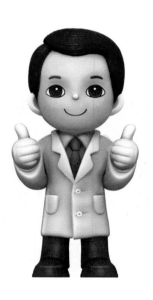

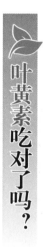

叶黄素吃对了吗？

黄斑区病变知多少

中国近视人口的数量世界第一，高度近视的比例也高居世界首位，且近视年龄呈下降趋势。现代人已离不开电视、电脑和手机，甚至没日没夜地使用 3C 产品，进而出现眼睛疲劳、视力模糊、近视加重、眼睛干涩、飞蚊症等问题。此外，长期用眼过度，也会使老花眼、白内障、黄斑区病变等眼部疾病提前出现。

黄斑区是视网膜中感光细胞聚集的地方，负责在视野中央提供颜色和具体的细节。我们都知道紫外线会对健康构成威胁，却往往忽略了存在于阳光中的另一种有害光谱——蓝光。紫外线能被眼角膜及晶状体过滤，而蓝光不但无法被过滤，还能穿透眼球直接伤害黄斑区和视网膜，进而引发黄斑区病变。

科学家发现，功能正常的黄斑区含有大量的叶黄素和玉米黄素。有趣的是，两者并非平均分布在黄斑区。玉米黄素多集中在黄斑区的中心，也就是光线照射较密集的区域；相对地，黄斑区的四周则可以找到分散的叶黄素。如此巧妙的分布，是为了能维持整个黄斑区的正常运作。

老年性黄斑区病变属于视力退化疾病，与人体功能老化有关。根据脉络膜是否有新生血管形成，可分为干性和湿性两种类型。

干性老年性黄斑区病变：未形成脉络膜新生血管，通常对视力影响较小。但如果未及时治疗，仍然有恶化成为湿性老年性黄斑区病变的可能。

湿性老年性黄斑区病变：脉络膜产生不正常的新生血管，位于黄斑区下方。这些新生血管很脆弱，容易反复出血或渗水，破坏黄斑区的感光细胞，造成视力的急速减退。当黄斑区渗水、出血，甚至长出新生血管时，应立即进行治疗。

临床实践证明，随着年龄的增长及基因遗传的作用，黄斑区病变将会出现恶化。流行病学的调查发现，抽烟人群罹患黄斑区病变的概率是非抽烟人群的 2~5 倍。此外，多摄取菠菜、卷心菜、西蓝花、玉米、橙子等叶黄素含量丰富的蔬果，多吃鱼类以增加 Omega-3 脂肪酸的摄取量，多补充维生素 C 和维生素 E，同时减少脂肪和糖类的摄取，这些饮食习惯对黄斑区保健都有帮助。

与其他保健品相同，选择叶黄素与玉米黄素比例为 10:2 的黄金比例配方的保健品，服用后能有效预防视网膜黄斑区病变。

对于干眼症患者、眼睛术后保养者、飞蚊症患者、上班族等人群，建议选择配方中添加了 Omega-3 的保健品。

向大家推荐一种黄斑区病变自我测试的方法：阿姆斯勒方格表。阿姆斯勒方格表是一种简单的自我检查老年性黄斑区病变的方法。当凝视方格表上的中心黑点时，若发现方格表中心出现空缺或曲线，则可能是黄斑区病变的征兆。为确诊病情，自测的同时还需尽快找专业眼科医生进行详细检查。

阿姆斯勒方格表

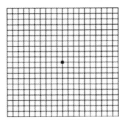

正常人所见

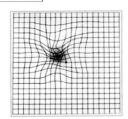

老年性黄斑区病变患者所见

黄斑区病变有
提前出现的可能

　　熬夜、长时间使用电脑或手机已成为普遍现象，然而在这些习惯背后，却隐藏着罹患眼睛疾病的风险。如果长期这样，不但患干眼症的概率特别高，就连黄斑区病变也可能提前出现。

　　更令人恐惧的是，"眼睛的疾病是不可逆的"！这就好比严重白内障患者只能植入人工晶体，黄斑区病变患者只能减缓恶化的程度，无法治愈。因此，提高眼睛的抗氧化力，改变用眼习惯并做到均衡饮食，才能真正保护心灵之窗。

　　眼睛中叶黄素的含量到底有多少呢？其实，叶黄素的浓度是可以检测的。我们对台湾北区的 249 名科技园区工作者进行了黄斑区色素浓度检测及问卷调查。统计数据显示，与黄斑区色素浓度的正常值 0.6 相比，

扫码即可免费听课
"加班狗"视力越来越差？
当心眼睛早衰呦！

该检测数据异常率较高。147 份有效调查问卷显示：

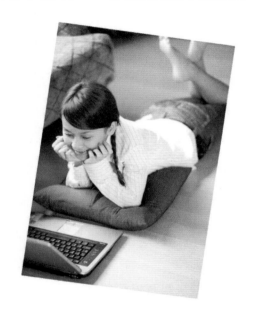

　　黄斑区色素浓度平均检测数值为 0.57，可知大部分受测者黄斑区色素浓度低于正常值（0.6），总体异常率为 57.82%；数值异常人群电脑的日平均使用时间为 8.4 小时，近九成使用智能手机，仅有三成有戴太阳镜的习惯，且目前已有超过六成出现眼睛不舒服的情况。换句话说，受测者多为智能手机的使用者，长时间使用电脑，没有戴太阳镜的习惯，且每 2 人中就有 1 人叶黄素浓度偏低，甚至出现眼睛不适的症状。

　　就各年龄段异常率而言，年龄在 20～30 岁异常率为 60%，年龄在 31～40 岁异常率为 54.16%，年龄在 41～50 岁异常率为 58.92%，年龄在 51～60 岁异常率为 71.42%。

依统计结果推测，黄斑区色素浓度可能与年龄有关，且浓度随年龄的增加而降低。但也有特殊情况，年龄在 20～30 岁的受测者异常率高达 60%。通过调查问卷我们发现，这些年轻人的用眼习惯存在很大问题：每 3 人中就有 1 人经常关灯看手机，平均每天使用电脑的时间为 9.2 小时，仅 17.1% 的人有戴太阳镜的习惯。

由此可见，年轻的受测者不但用眼过度，而且没有养成好的用眼习惯，这些因素很可能是造成黄斑区色素浓度偏低的原因。过去只有中老年才出现的眼疾、眼睛不适，现在看来有年轻化的趋势。

眼睛没症状，不代表没问题。眼睛方面的问题因为较少危及生命，所以大多数人不会太在意。但是，保养眼睛依然是重要的课题。

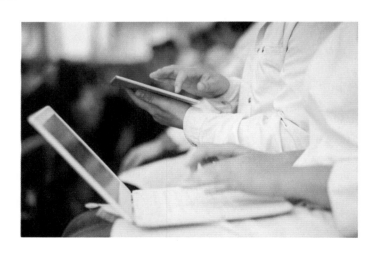

想哭但哭不出来的痛，
干眼症患者最清楚

　　是否常常觉得自己的眼睛干干的呢？长时间盯着电脑，不但容易使眼睛疲劳，还有可能患上干眼症。如果发现自己出现干眼症症状，请不要慌，先寻求专业眼科医生诊断，医生会根据患者个人情况采用相应的治疗方法。此外，找出造成干眼症的原因，调整不健康的用眼习惯，适时地让眼睛休息，告别"沙漠之眼"就从今天开始。

　　长时间用眼、隐形眼镜配戴时间过长、免疫系统疾病、糖尿病、更年期、药物（如胃药、镇静剂）影响，这些因素都可能是干眼症的导致原因。在众多原因中，隐形眼镜配戴不当引起的干眼症状最为常见。

　　年轻人几乎是整天抱着手机或平板电脑，若又长时间配戴隐形眼镜，眼睛很可能就会出现干涩、烧灼等不适感。出现这些症状后，部分患者会使用人工泪液进行缓解，但最新研究指出，造成干眼症的主要原因是"缺油"。缺油，即睑板腺脂质层分泌不足，使得眼泪容易蒸发，进而出现干眼症状。针对这样的干眼症患者，必须采用"双管"齐下的治疗方法，补水又补油，才能缓解干眼症的不适症状。

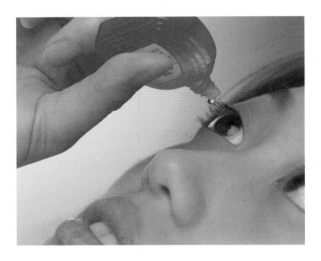

　　干眼症常见的症状包括：眼睛干涩、痒痛、有异物感、有灼热感等。有时眼睛太干，泪液不足会刺激反射性泪液分泌而造成"常常流眼泪"的症状。干眼症严重时，眼睛会出现红肿、充血、角质化、角膜上皮破裂等症状，对视力造成严重影响。
　　干眼症的治疗主要集中在缓解干眼症状、避免角膜破裂、保持眼球光滑几个方面，对不同程度的干眼症有不同的应对方法。

1. 轻微干眼症：点人工泪液（尽量选择不含防腐剂的药水），睡前点润滑药膏，热敷加按摩，刺激泪液分泌。

2. 中度干眼症：增加人工泪液使用次数，出门戴防风眼镜，降低室内温度，增加室内湿度以减少泪液蒸发。

3. 严重干眼症：将眼球覆盖或进行眼睑缝合手术，以避免眼球过度干燥而造成伤害。

找出造成干眼的原因，如眼睑炎、结膜炎、结膜疤痕、过敏、自身免疫性疾病、维生素A缺乏等，及时进行治疗。如果干眼症较为严重，则需进行手术治疗。依据患者的状况可选择以下几种方法：

1. 泪点栓塞法。将泪小点用特殊的栓子堵塞，暂时性或永久性封闭泪点。这是目前治疗干眼症最常见的方法之一，是治疗中重度干眼症的首选方法。

2. 泪管栓塞法。将泪小管塞住，使泪水不流失。此疗法在门诊即可完成，时间需2~3分钟。患者可先选择暂时性的栓塞，如果暂时性栓塞不能改善干眼症的症状，再考虑长期性的栓塞。栓管材质分为可吸收的暂时性泪管栓管（如胶原栓子）以及不可吸收的泪管栓管（如硅质栓子）。泪管栓塞法可减少点人工泪液的次数，对于配戴隐形眼镜且不适合点人工泪液的干眼症患者来说较为方便，对于点人工泪液后仍无法缓解干燥症状及角膜上皮有破裂的患者尤其适用。

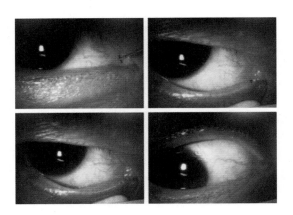

此外，还有下泪点外翻术和睑裂缝合术等方法治疗干眼症。

除了事后补救，干眼症的预防和眼部的保养也相当重要。建议平时选用添加 Omega-3 脂肪酸的叶黄素配方，或是含有人体所需脂肪酸的天然食物及保健食品，这些对眼睛的保养都具有效果。

另外，多元不饱和脂肪酸的 EPA（二十碳五烯酸）和 DHA（二十二碳六烯酸）［两者合称 PUFA（多不饱和脂肪酸）］也可以减轻炎症并改变睑板脂肪的成分。鲭鱼、鳗鱼、鲱鱼、沙丁鱼等鱼类均含有丰富的 Omega-3，食用后可降低患干眼症的概率。

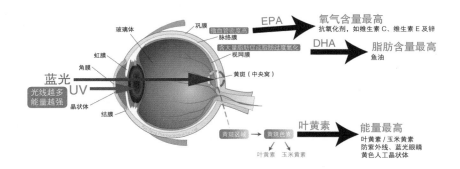

当眼睛出现干涩、发痒等不适症状时可进行自我检测。如有下列任一症状，应尽早咨询专业眼科医生确认治疗。

1. 眼睛干涩。

2. 眼睛有异物感（感觉有沙子在眼睛内）。

3. 眼睛有灼热感。

4. 眼睛发红。

5. 睫毛上有很多皮屑。

6. 眼皮发黏。

视界的"虫虫危机"——飞蚊症

　　总感觉有蚊子在视线内飞舞，挥之不去，好困扰！请注意，这可能是飞蚊症的征兆。若疑似患有飞蚊症请及时就医，确认飞蚊症的病因，对症治疗。更重要的是，飞蚊症的预防胜于治疗，均衡的营养、良好的作息习惯可保持眼睛健康，预防扰人的"虫虫危机"。

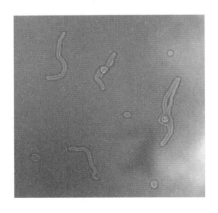

飞蚊症是一种常见的视觉疾病，症状表现为，眼前有飘动的物体小黑影，看白色明亮的背景时更为明显。此物体呈点状、线条状或网状，相互接连出现，随着眼球的转动而移动，如同蚊子在眼前飞舞，故名飞蚊症。

"飞蚊"一般在直视白色物体、亮色墙面或晴朗天空等情况下出现，严重时甚至看书或看电脑屏幕都可能出现，让人误以为有蚊子飞过。

产生飞蚊症有生理性、退化性、病理性三种病因。如果是病理性飞蚊症，患者必须尽早检查治疗，以免影响视力。

1.生理性飞蚊症。是极微小的胚胎玻璃体凝胶发育残留，大多不影响正常视觉功能。若对视力影响不大，不需要特别治疗。

2.退化性飞蚊症。随着年纪的增长，老化的玻璃体出现少量漏液现象，产生混浊悬浮物，这样或多或少都可能出现飞蚊症症状。若视觉产生不适现象，可以考虑治疗。

3.病理性飞蚊症。可能同时出现多种视觉障碍的症状，如视力模糊、出现大量漂浮点、闪光次数增加、视野出现大块阴影等，一旦发生，建议及时就医确诊。

病理性飞蚊症多出现在年龄偏大（50岁以上）、有高度近视（600度以上）及患糖尿病或高血压等人群身上，其病因可能是玻璃体后剥离、视网膜裂孔、玻璃体积血等。

在治疗上，生理性及退化性的飞蚊症目前比较有效的治疗方式有两种。第一种是玻璃体切割术，将类似内视镜原理的器械插入玻璃体内部，吸除玻璃体漏液后灌入用来维持玻璃体内部平衡的液体。此方式具有一定手术风险，创伤也较大。第二种是利用激光将玻璃体内部的漂浮物进行分解，这比手术造成的创伤小，而且相对安全，但其无法完全清除漂浮物。

病理性飞蚊症必须通过详细检查来确定病因，单纯的视网膜裂孔可用眼用激光进行修补，而对于裂孔较大、玻璃体积血或视网膜剥离等复杂情况，则必须采用手术的方式进行治疗。

飞蚊症仍是预防重于治疗。定期进行视网膜检查，均衡饮食，规律作息，这些都可以让眼睛得到最佳保养。临床研究证实，适量摄取叶黄素、玉米黄素、Omega-3 不饱和脂肪酸（DHA + EPA）、维生素及人体所需微量元素（硒、锌、锰、铜等）可以达到预防视网膜病变的效果，减少视觉不适的症状，对于减少飞蚊症的出现也有帮助。

白内障的预防

　　白内障的症状以视力模糊最为常见，通常发生在中老年人身上。唐代文学家韩愈在《祭十二郎文》中写道："吾年未四十，而视茫茫，而发苍苍，而齿牙动摇。"很可能就是因为罹患白内障的缘故。

　　白内障是因晶状体混浊而导致视力障碍的一种疾病，可分为先天性与后天性两种，以后天性的老年性白内障最为常见。随着年龄的增加，晶状体会慢慢硬化，变得混浊，进而形成老年性白内障。大部分白内障患者会觉得眼睛像沾上雾气的窗户一样，只能分辨明暗，看不清物体。随着年龄的增长，患白内障的概率会大大增加，且女性大于男性。

　　白内障有以下几种：

　　1.老年性白内障。随着年龄的增加，晶状体会逐渐混浊，略显淡黄色。"珠黄"指的就是这种类型的白内障，最早发生年龄在 40 岁左右。

2. 先天性白内障。可能是遗传或胎儿时期受感染，患者在出生时就出现晶状体混浊的现象。

3. 外伤性白内障。眼睛受伤也可能造成白内障，比如撞击、刺伤、电击、高热、化学药品灼伤等。

4. 继发性白内障。继发于眼部疾病或全身性疾病，如青光眼、虹膜炎、糖尿病等，或是受某些特定的感染、药物诱导，如皮质类固醇及长期服用斯达汀类药物，都会增加患白内障的风险。但就整体效益而言，斯达汀类药物对高血脂和心血管疾病的作用很大，因此不宜自行停药。

不知不觉中视力逐渐衰退，总觉得有一层玻璃挡在眼前，复视、畏光、眩光、色彩失去鲜明度、经常需要更换眼镜……这些都是白内障的症状。此外，晶状体也可能因吸收水分而增厚，导致近视度数加深。而患远视的人则相反，他们阅读书报反而不用戴眼镜了，这使得不少人以为眼睛回归了"第二春"。当视力再也无法通过更换眼镜来改善时，患者就必须采取积极的方式进行治疗。

白内障的治疗，手术是唯一有效的方式。当白内障严重到影响个人的工作及日常生活时，不论视力的好坏，患者都应该考虑进行白内障手术。

每年花费在白内障手术的医疗开支十分庞大，如果能有效预防白内障的发生，那将会大幅减少手术的医疗开支。医学研究发现，避免晶状体胶质蛋白及上皮细胞脂肪的过度氧化可以起到预防白内障的作用。

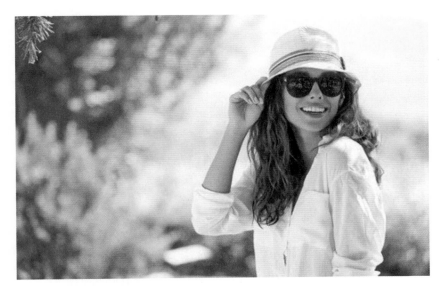

　　避免白内障过早出现的方法有很多，最基本的是要记得外出时配戴防紫外线镜片的太阳镜，防止紫外线及蓝光伤害。此外，适量摄取富含抗氧化成分（叶黄素、玉米黄素）的深颜色蔬果，补充维生素，戒烟戒酒，都可以减少白内障出现或恶化的可能。

近视也 分真假

扫码即可免费听课
平常生活中有什么会伤害
眼睛，如何保护眼睛？

据台湾当局卫生主管部门统计，台湾小学一年级学生每 5 名中就有 1 名是近视患者。到了小学六年级则更严重，近视比例高达 65%，且其中有 3%～4% 的学生属于高度近视。赵药师提醒，这些低龄近视群体一旦恶化成高度近视，不仅未来眼睛发生病变的概率相对提高，严重者还可能丧失视力。

控制眼球的自主神经系统分为交感神经和副交感神经，分别控制瞳孔的放大和缩小，同时也控制着眼球内的睫状肌。睫状肌能使眼球内的晶状体"变胖变瘦"，借助这种调节，我们就能看近看远。肌肉长期处在收缩状态时容易产生痉挛，当这种情况发生在睫状肌时，眼睛就只能看近，而不能看远。这好像和近视的症状一样，可又和近视的原因不同，所以医生们把它称为假性近视。

针对假性近视，医生发现用副交感神经的抑制剂能使睫状肌放松，改善假性近视的症状。目前使用长效型散瞳剂（又称睫状肌麻痹剂）是预防和控制近视度数增加的有效方法，也得到医学界一致认可。

研究发现，使用散瞳剂治疗青少年近视，不但可以控制近视度数的增加，还能起到降低眼压的作用。散瞳剂使用起来也比较简单，每天睡前点一滴即可。但如果想要获得比较好的效果，建议青少年在上高中前持续使用。

点散瞳剂治疗近视的青少年要特别注意防晒，外出时应配戴具有防紫外线功能的太阳镜。除了麻痹睫状肌外，散瞳剂同时也会放大瞳孔，使进入眼睛的光线量增加，这也是点散瞳剂的人在户外容易畏光的原因所在。

散瞳剂的使用说明及注意事项：

1.点药水时可能出现轻微刺激等不适反应，属正常现象。

2.药效未退前，会有畏光、看近处物体模糊等现象。

3.在户外活动须做好防晒措施，以免过多紫外线进入眼睛，造成视网膜损伤。

4.如果配戴眼镜，应选用具有防紫外线功能的镜片。

5.点完药水后，需按压内侧眼角3分钟，以免药水经由鼻泪管进入鼻腔。

6. 点药水后如出现脸红、口干现象应停止用药，并向专业医生寻求帮助。

若使用散瞳剂的效果不理想，残留的度数仍会影响学习，甚至影响日常生活。当看东西要眯眼、斜眼、皱眉或近距离观看才能勉强看清时，这时候就要考虑配戴眼镜。

要特别提醒的是，配戴眼镜并不会增加近视的度数，长时间且近距离看东西才是造成近视度数增加的主要原因。因此，眼镜是"当配则配"，不戴眼镜反而可能导致近视度数的增加。

近视发生的年龄越小，越容易形成高度近视，也越可能引发视网膜剥离、青光眼、黄斑区病变等综合征，严重者还可能造成失明。因此，建议适当减轻青少年的学习压力，引导孩子养成良好的用眼习惯，避免长时间看电脑、电视或其他 3C 产品，并定期进行视力检查。

青少年应养成良好的生活及用眼习惯：

1. 睡眠要充足，有规律地生活作息。

2. 适量摄取绿颜色蔬菜、黄颜色水果。

3. 户外活动可调节眼肌、睫状肌，但要记得戴太阳镜、帽子，防止紫外线及蓝光伤害。

4. 反光刺眼的桌面，可铺上米黄色纸或绿色垫板。

5. 保持正确的坐姿，不能趴在桌子上看书或画图。

6. 使用符合幼儿身高、坐高的桌椅。

7. 避免长时间使用电脑，每次使用时间不超过 30 分钟。

8. 看东西时眼睛与物体应保持 30 ~ 40 厘米的距离。

9. 电脑安装防蓝光保护屏，以防止反射光的侵害。

10. 看电视时保持与电视画面对角线 6 ~ 8 倍的距离。

11. 不关灯玩手机。

12. 走路时不玩手机。

13. 使用 3C 产品时可考虑戴上防蓝光眼镜。

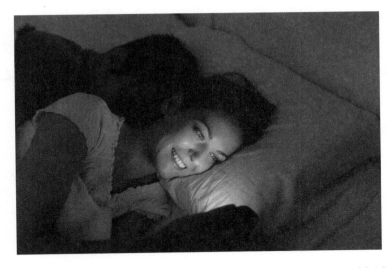

　　对成年人来说，长时间使用台式电脑、智能手机、平板电脑办公已经非常普遍，在这样的情况下，怎么保护眼睛就成了重要的课题。我们的普遍认知是保养重于治疗，但要怎么保养呢？下面提供三条保养眼睛的方法供读者参考：

1.如果长时间使用电脑，可另外准备度数较低的眼镜，减轻眼睛负担；也可配戴防蓝光眼镜，以减少蓝光伤害。此外，外出要记得戴太阳镜，防止紫外线及蓝光伤害。

2.休息时眼睛轻闭，辅以热敷、按摩以促进眼睛血液循环，帮助眼睛放松。

3.适量摄取绿颜色蔬菜及黄颜色水果，干眼症患者可补充鱼油。鱼油中的多元不饱和脂肪酸 Omega-3 可刺激泪腺中液体的分泌，避免眼睛表面发炎，维持泪液中油脂层的稳定性。

此外，保护眼睛要有防晒观念！无论是青少年还是成年人，当开展户外活动时，一定要准备好遮阳用具并配戴防紫外线的太阳镜。饮食方面，也可通过补充叶黄素、玉米黄素等营养保健品，或是适量食用富含这些营养素的天然食物来保护眼睛。

儿童护眼要
有防晒观念

　　紫外线能被眼角膜及晶状体过滤，而蓝光不但无法被过滤，还能穿透眼球直达黄斑区及视网膜，进入眼睛后产生大量的自由基，造成黄斑区退化。可以这么说，蓝光是婴幼儿眼睛健康的"隐形杀手"。

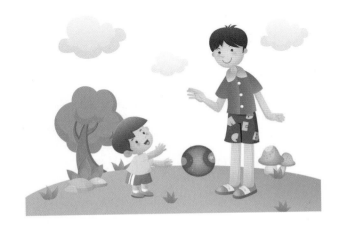

婴幼儿及儿童的晶状体与成人相比较为清澈，这也就使得蓝光穿透水晶体到达视网膜的量更多，造成的伤害也更大。眼睛中有大量的感光细胞，若某部分感光细胞因蓝光侵入受到损害，人是无法察觉到的。最重要的是，这些损害都无法修复，若没有做好应有的保护措施，将会给视觉神经造成永久的损害！

叶黄素和玉米黄素主要储存在眼睛视网膜的黄斑区，因为叶黄素吸收蓝光，所以在低浓度时为黄色，在高浓度时为橙黄色。它们能够作为"滤光器"过滤过多的蓝光，同时也能当作抗氧化剂使眼睛不被氧化，防止视网膜提早老化。

叶黄素是一种天然的胡萝卜素，会随新陈代谢而流失。由于人体无法自行合成黄斑色素——叶黄素，因此只能通过饮食来摄取。胎儿在母亲子宫时，经由胎盘获得身体所需的叶黄素，出生后则从母乳中摄取叶黄素及其他营养成分。通常情况下，每升母乳约含 25 微克叶黄素。

停止哺乳后，婴幼儿必须通过食物获得叶黄素。蔬菜中含有多种对健康有益的营养成分，特别是深绿色的蔬菜中叶黄素含量非常高。如果黄斑区域缺乏叶黄素，建议可以多食用深绿色的蔬菜，也可以服用叶黄素补充剂。除了叶黄素外，维生素 A、DHA、玉米黄素等对眼睛都有好处。

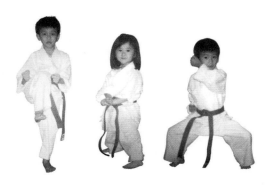

　　蓝光最主要的来源是太阳光，为了孩子的眼睛健康，避免他们在太阳底下活动是否就万无一失了呢？

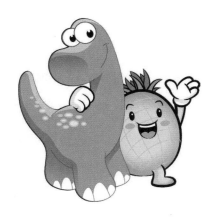

　　不是这样的。人体所需的维生素 D 有 90% 都需要靠晒太阳获得，所以不让孩子晒太阳是不可取的。户外活动必不可少，对眼睛的保护更不能忽视。太阳镜、遮阳帽，准备好这两样护眼工具，就不用再担心孩子的眼睛受到伤害了，在阳光中孩子才能健康快乐地成长。

　　女性一旦怀孕，长辈们总是劝孕妈妈要多吃，以满足胎儿的营养需求。但盲目进补反而会造成脂肪堆积、身体肥胖，进而导致生育困难。如何吃巧又吃补、养胎不长肉，其实是有学问的。

　　孕妈妈在怀孕期间需要补充大量的营养，除了母体本身需要外，还要给腹中胎儿输送营养。而且，越接近产期，孕妈妈的身体不适感会越明显，容易出现疲劳、记忆力减退及视力模糊等症状。孕妈妈在怀孕期间不仅要额外补充热量、蛋白质、维生素、矿物质、叶黄素（或玉米黄素）、Omega-3（DHA + EPA）等营养素，还要保持规律的生活习惯。

　　孕妈妈怀孕 3 个月后常出现记忆力减退、失眠、动作迟缓、视力模糊、眼睛酸涩、怕光等症状，尤其是患高度近视的女性在怀孕第二期后难以配戴隐形眼镜，总觉得近视度数加深了。这个阶段不仅黄斑区发生病变的概率大为增加，严重的甚至还可能出现黄斑区出血的情况。因此，提醒孕妈妈，除定期接受产检外，也应定期进行眼睛检查，不能忽视怀孕对眼睛的影响。

孕妈妈出现视力模糊、眼睛酸涩等症状，是因为怀孕后激素发生变化，导致角膜与视网膜水肿，这是正常现象。当视力发生变化时，孕妈妈要注意眼睛的保护，不过度用眼，最好不要使用3C产品。同时，避免摄取高糖分及高油脂的食物，以免加重眼睛的不适。此外，应保持规律的生活作息，避免眼睛发生病变。

孕妈妈该怎么吃呢？良好且均衡的饮食才能满足母体本身代谢和胎儿成长所需。饮食均衡非常重要，不只是对母体，也是为了给孩子一个健康的未来。

怀孕第一期（1~3个月）：

这段时期是胎儿五官、心脏及神经系统的形成期，如果没有足够的叶酸，将会影响宝宝脑部、脊柱的发育。此外，叶酸也能减少心脑血管疾病，避免新生儿出现神经管缺陷。

叶黄素和Omega-3可帮助胎儿脑部和眼部健康发育，并减少孕妈妈出现黄斑病变的可能。另外，补充膳食纤维和水分能预防便秘。

怀孕第二期（4~6个月）：

这是胎儿器官的持续发育期，胎儿的四肢、骨骼、心血管系统开始形成，所以母体适量摄取铁元素与钙元素相当重要。因为铁元素是制造血液的主要成分，钙元素则是骨骼发育的重要来源，二者缺一不可。蛋白质是构成人体细胞的基本元素，可帮助胎儿快速发育，建议孕妈妈每天适量补充蛋白质，对母体和胎儿都有好处。

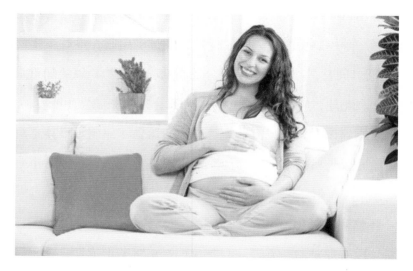

怀孕第三期（7~9个月）：

这是胎儿脑部和神经系统的发育期。DHA（不饱和脂肪酸）关系到胎儿脑部的健康发育，摄取 DHA 也就成了孕妈妈不可忽略的课题。这段时期孕妈妈的新陈代谢也会加快，增加钙、碘、锌等元素的摄取可避免孕妈妈脚抽筋、胎儿畸形等问题。此外，热量也很重要。糖类食物是人体所需热量的重要来源，孕妈妈除了保持饮食的均衡，在怀孕的第二期及第三期每日需增加 300 大卡（约 1256 焦）的热量，为孕妈妈和胎儿提供充足的能量。

医学研究证实，眼部黄斑区中的叶黄素和 Omega-3 会在怀孕 3 个月后通过血液输送至胎盘，6 个月后进入胎儿肝脏，9 个月后到达胎儿眼部。胎儿所需的营养随着身体的发育不断增加，会导致母体自身的叶黄素和 Omega-3 快速消耗。若孕妈妈未及时补充叶黄素和 Omega-3，就有可能产生视力模糊和眼睛酸涩等症状，并增加眼睛患黄斑区病变的概率。如果这样，也就无法给胎儿提供成长所需的营养，最终影响胎儿的发育。因此，孕妈妈自身补充叶黄素与 Omega-3 很重要。

选择叶黄素产品时，要注意以下三点：

1. 产品成分的剂量和配比。

2. 添加了 Omega-3（DHA + EPA）的叶黄素产品能舒缓干眼症造成的酸涩症状，预防视网膜黄斑病变。

3. 服用 β - 胡萝卜素含量较高的叶黄素产品会使吸烟者罹患肺癌的风险增高。因此，孕妈妈应做到不吸烟，远离二手烟。

隐形眼镜族更要
重视眼部的保养

近视人口的数量居高不下，眼镜产品也因此获得了商机。许多年轻男女顾及自身形象，也为了生活方便，患近视后会选择配戴隐形眼镜。不过，在美观和便利之余，有一些卫生安全方面的知识需要了解。

有调查显示，超过六成的隐形眼镜族眼睛常出现干涩、泛红的症状。医生因此呼吁：配戴隐形眼镜需谨慎。隐形眼镜并非所有人都适合，患有角膜炎、结膜炎、虹膜炎、青光眼的人就不适合配戴。如果眼睛特别敏感，泪水分泌不足，或是眼皮特别紧，这样的人也不适合配戴。因此，配戴隐形眼镜之前最好找专业眼科医生确认。

如果长期配戴隐形眼镜，且每天配戴的时间较长，则容易诱发多种眼部疾病。长期配戴隐形眼镜会引起细胞坏死，造成周边细胞肥大，角膜血管增生，可能导致的眼部疾病包括眼睛敏感、干眼症、角膜炎、结膜炎、角膜损伤、角膜水肿、角膜溃疡等。

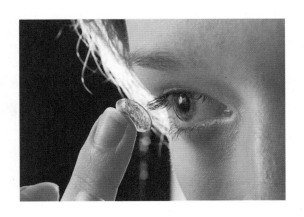

最新临床研究证实，由隐形眼镜引发的角膜血管增生、青光眼及糖尿病视网膜病变等眼部疾病，可使用芸香苷（也称维生素 P）、α–硫辛酸及胜肽酶搭配传统眼疾抗氧化配方（叶黄素、玉米黄素、硒、锌、维生素 A 等），能使症状得到改善。

隐形眼镜族平时应更加注意眼睛的保养，牢记一些眼睛保养方面的知识。

1. 长期配戴隐形眼镜可能会使眼底周边静脉毛细血管出现栓塞、肿胀、渗漏及出血等症状，导致视网膜神经受损。

2. 芸香苷有强化毛细血管的功能，防止毛细血管开裂、渗漏及出血。

3. 传统的抗凝血剂或阿司匹林不但对视网膜静脉闭塞出血无效，甚至在治疗的前几周还会造成视网膜出血恶化。因为阿司匹林的主要作用是"抗血小板凝集"，而芸香苷作用在静脉，为"抗红细胞凝集"，可以改善视网膜静脉闭塞出血及血液的异常黏稠。

4.己酮可可碱与类固醇制剂合并治疗视网膜静脉闭塞虽能提升红细胞的变形力，但无法降低血液黏稠度。

建议隐形眼镜族配戴隐形眼镜的时间越短越好，能不戴最好。也可以隐形眼镜与普通眼镜交替使用，并定期检查眼睛的健康情况，防止因配戴隐形眼镜造成眼睛损伤。

过度使用 3C 产品，
当心眼睛提前老化

　　过度使用 3C 产品使得眼睛提前老化，这已是全球性的健康问题。随着通信科技的发展，人们过度使用智能手机、平板电脑，还养成了关灯玩手机、走路盯着手机不放的坏习惯。再加上用眼过度，尤其是上班族整天盯着电脑办公，让眼睛不堪重负。眼科门诊的统计数据显示，如今患眼部疾病的青壮年人群激增，许多人还没发苍苍，就已先视茫茫。

　　以往多在老年人身上出现的青光眼、黄斑区病变等疾病，如今患病年龄已经提前，年龄小的患者甚至只有 40 岁。此外，上班族因为长期使用电脑、手机等电子产品，干眼症也经常发生。如果长期用眼过度，随着年龄的增长，眼睛发生病变的概率将会大大提高。

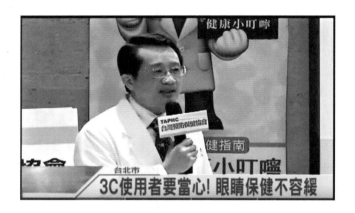

　　如果习惯于边吃东西边玩手机，那你很可能会吃进有毒化学物质多溴二苯醚。多溴二苯醚是一种广泛用于电子设备、塑料制品中的阻燃剂，也是一种环境激素。3C产品的外壳大多会添加多溴二苯醚作为阻燃剂，其特性是遇热挥发，有毒粉尘也就会被人体吸收。而且使用时间越长，有毒粉尘挥发得就越多，人体接触到的有毒粉尘量也就越多。多溴二苯醚具有脂溶性，经口鼻吸入或肢体接触进入体内后容易囤积于肝脏和肾脏，造成肝脏与肾脏功能损坏，影响内分泌，严重的还可能造成脑部、神经及生殖毒性，甚至致癌。

　　如果你有以下习惯或眼睛出现以下症状，那就要注意了，你的眼睛很可能正在退化！

　　1. 每天都会使用电脑或其他3C产品。

　　2. 晚上睡觉前，会在黑暗的房间里使用手机。

　　3. 经常在不做任何保护措施的情况下将眼睛暴露在阳光下。

4. 出现偏头痛，但是查不出病因。

5. 眼睛容易出现酸痛。

6. 眼睛对光线敏感，微弱的光也觉得刺眼。

7. 在房间里突然关灯的话，眼睛无法快速适应。

8. 曾做过有关眼睛方面的手术（激光、白内障等）。

9. 短时间内视力突然变差。

10. 眼睛里有不明黑影。

从事户外工作的人要特别注意眼睛的保护。紫外线和蓝光是造成眼睛老化的主要原因，过量的紫外线和蓝光进入眼部会造成晶状体老化，形成大量自由基后出现白内障，还会引起黄斑区的病变。因此，建议长期从事户外工作的人在工作时戴上太阳镜或遮阳帽，对眼睛进行保护。

此外，研究证实，叶黄素、玉米黄素和鱼油是目前发现的可进入眼睛黄斑区的营养素。因此，从食物中补充这三种营养素，比如，食用一些绿颜色的蔬菜和黄颜色的水果，每周至少吃一次鱼，可缓解眼睛疲劳、视力模糊、近视加深、眼睛干涩、眼睛胀痛等症状。

使用手机的
注意事项

　　LINE 是一款即时通信软件，在台湾非常受欢迎，相当于大陆的微信。智能手机越来越普及，大家也都用 LINE 等通信软件进行聊天。台湾"电磁辐射公害防治协会"通过检测多款手机后发现，手机使用 LINE 后产生的电磁波比不使用时高 5 万～6 万倍。

　　手机接收通信信号时会释放大量电磁波，如果使用者体质较敏感，就可能出现头晕、想吐的症状。如果长期暴露在电磁波中，使用者就可能患上电磁波敏感症，受到头痛、耳鸣、失眠的困扰。

　　根据"台湾电磁辐射公害防治协会"的调查，目前台湾使用智能手机和平板电脑的家庭有 900 万户，使用 LINE 的用户有 1500 万人，可见电磁波的辐射几乎无所不在。如此庞大的群体中有不少人是不适合使用的，比如，中小学生及怀孕的女性。建议中小学生和孕妇不要使用。

　　长时间使用智能手机，有可能造成腱鞘炎、腕管综合征，或出现肩颈酸痛、麻木等症状，也有可能造成电磁波敏感症，出现倦怠、疲劳、头晕、耳鸣、失眠、头痛等症状。因此，使用手机时要注意，通话时间越短越好，做到不贴着耳朵接打电话，睡觉时不将手机置于床头充电等。

　　需要长时间使用台式电脑、智能手机、平板电脑工作的人，坚持以下几点非常必要：

扫码即可免费听课
玩手机、pad 上瘾，
如何预防眼睛老化？

　　1. 可考虑将通信软件下载到电脑上操作，或使用触控笔，减少接触手机电磁波的概率。

　　2. 工作过程中每隔 30～50 分钟休息一下，起身活动让眼睛稍做休息。如眺望远处的景物，调节眼睛睫状肌。记住，不可让眼睛长时间盯着屏幕。

　　3. 热敷或按摩眼睛周围，可以促进眼球血液循环，帮助眼睛放松。

　　4. 外出戴上太阳镜，防止紫外线及蓝光伤害。

　　5. 平常应适量摄取蔬菜和水果，或补充叶黄素配方营养品，以达到预防眼部疾病的作用。

　　如今人们高度依赖电子产品，从公交车、地铁、火车等交通工具上观察人们使用手机的习惯就不难发现，许多人不时低着头滑屏幕、玩游戏、看视频，使眼睛休息的时间少之又少。眼睛是心灵之窗，但科技的发展却快要把这扇窗户给关上了。

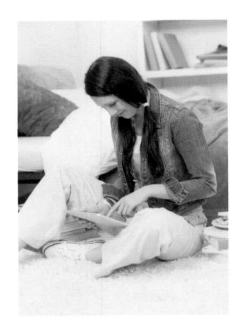

如何正确使用手机呢？

避免在光线不足的环境中使用手机。在光线不足或黑暗的环境中使用手机，不仅容易引发黄斑区病变，还可能导致白内障。如果长期关灯玩手机，后果将不堪设想。

扫码即可免费听课
关灯还玩手机？
小心加速眼睛老化！

在关灯看手机的情况下，手机屏幕发出的蓝光会比正常情况增加30%～50%，就像拿着手电筒直接照射眼睛一样，使眼睛黄斑区抵抗光线的能力受损。因为黄斑区被光线照射过久，会导致黄斑区发生发炎、水肿，更可能在黄斑区中央形成隐结。一旦隐结破裂出血，就可能导致视力模糊，出现暂时性失明，严重的甚至可能永久性失明。所以，不要让孩子拿手电筒直接照射眼睛，那样会对眼睛造成严重伤害。

另外，不要一边走路一边玩手机。当眼睛盯着手机屏幕，在身体晃动的情况下频繁调整聚焦，会使眼睛产生不适。如果你已经戴了隐形眼镜，那情况会更糟！因为戴隐形眼镜是为了看清远处的物体，现在近距离看手机屏幕，使得眼睛睫状肌变得紧张，容易引起神经疲劳，甚至头痛。这也是长时间看电脑会头痛的原因。

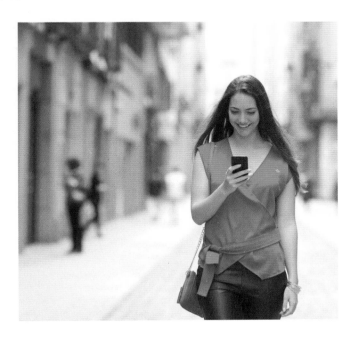

光线不足的环境下使用手机不仅容易引发干眼症，严重时还可能导致白内障提早出现。为了避免眼睛出现问题，除了多补充叶黄素之外，最重要的是要减少使用手机的时间，同时改掉那些使用手机时的不良习惯。

3

第三章

生殖健康

女人为什么有女人味？

男人为什么有魅力？

除了性别差异的吸引外，男女体内的一些化学物质起着关键作用，其中最为关键的就是激素。女人的衰老，男人性能力的下降乃至丧失，这些都受到激素的影响和操控。

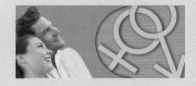

激素是什么?

　　激素是人体内的一种化学物质，由内分泌腺或内分泌细胞分泌，具有维持人体内分泌平衡的特殊效果，对人体新陈代谢的稳定、各器官之间的协调、生长发育、生殖健康等均具有调节作用。

　　激素不但影响人的生长发育及情绪表现，而且平衡着身体内各个系统。一旦激素分泌不稳定，身体便会出现病变。此外，一个人身心是否健康，激素起着非常重要的作用。

　　女性接近 50 岁时，卵巢的功能逐渐退化，并出现萎缩。进而月经周期受到影响，变得不规则，最后完全停止，迈入扰人的更年期。除了年龄，家族体质、生活环境等因素也可能影响更年期的到来，如果身体出现疾病还可能导致更年期提前到来。

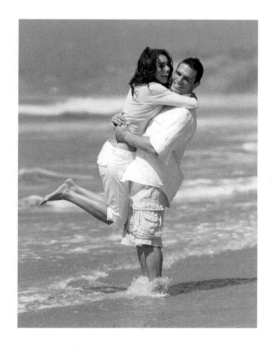

　　大多数女性的停经年龄在 45～55 岁，平均年龄在 50 岁左右。依台湾有关部门 2012 年的统计数据，台湾人口的平均寿命为 79.5 岁，男性为 76.2 岁，女性为 83 岁。从数据上看，更年期伴随女性的时间长达二三十年。

　　如同女性更年期，雄性激素（睾酮）分泌量减少后，男人也将逐步迈入更年期。睾酮分泌最旺盛的时期一般在 15～30 岁，也叫巅峰期。巅峰期过后，睾酮的分泌量便以每年 1%～2% 的速度下降，所以大部分男性在 40 岁之后会逐渐出现各种衰老表现。身体各项功能衰退、容

扫码即可免费听课
5 个信号看穿男人的
初老

易疲倦、失眠、心悸、情绪不稳、容易发怒、注意力不集中、缺乏信心、性欲减退、勃起困难等，这些都是男性进入更年期的表现。

　　缺乏激素，那当然还得靠补充激素来解决。雌性激素的分泌量一旦减少，便开始出现更年期的各种症状，此时使用激素补充疗法（Hormone Replacement Therapy, HRT）是最广泛且最有效的治疗方式。虽然美国妇女及健康医学研究中心（WHI）2002 年发表的大型临床报告对 HRT 引起质疑，但使用 HRT 仍是利大于弊。女性如果想要进行 HRT 疗法，建议治疗的时间越早越好，剂量越少越好，并在初期预先做乳房超声波及 X 线等乳腺癌检查，随时追踪治疗。

　　HRT 是化学合成的外来激素制剂，对人体会产生全身性的影响。如果使用时间过长，可能会造成乳房细胞的异常分化，增加患乳腺癌的风险，并加重心血管疾病。因此，医学界对更年期综合征的 HRT 疗法存在疑虑，并一直在积极寻找更加安全而有效的疗法。

如何进行
激素治疗

进行激素治疗前，女性需要接受全面的身体检查。对于持续进行激素治疗的女性，每年应至少进行一次定期检查。

激素治疗最好选择在停经后的 10 年内进行，这样疗效好且风险低，治疗初期应采用低剂量疗法。

需要特别注意的是，保健品只能起到辅助作用，且服用保健品前应咨询医生进行评估。

国际众多临床研究证实，DHEA（脱氢表雄酮）是一种微弱的雄性激素，以胆固醇为原料，经由肾上腺制造而成，是天然的激素，也是含量最丰富的固醇激素。人体内的 DHEA 在 20 ~ 30 岁时分泌量最高，随着年龄的增加，会以 1% ~ 2% 的速度逐年减少，到 50 岁时大约只剩下 20 岁时的 50%，到 70 岁时只剩下 20 岁时的 20%。当剩余的 DHEA 不能满足人体所需时，人就会进入更年期并出现身体衰老的症状。

DHEA 是激素的前驱物质，补充后会在末梢组织转化成身体所需的激素。由于 DHEA 的分泌量会随年龄的增加而减少，当人体内的 DHEA 不足时，补充 DHEA 后能改善肾上腺皮质功能。DHEA 进入人体后，会在人体内转化为天然的雄性激素和雌性激素，满足身体所需。DHEA 经过转化作用后才能发挥疗效，并非人为直接的刺激作用，所以一般来说，补充 DHEA 是安全的。

长期低剂量使用 DHEA，一方面可以缓解更年期的面部潮红、发热、盗汗、失眠、头痛、紧张等症状，另一方面可以改善情绪，提升性欲及性满意度。此外，长期补充 DHEA 还能预防骨质疏松、预防心血管疾病、改善皮肤干燥、减少皱纹，甚至对提升记忆力、预防阿尔茨海默病等都有帮助。

虽然关于 DHEA 的临床研究取得了一定成果，但目前仍缺乏有力的证明，因此还需要做进一步的临床研究。但是，当 DHEA 的浓度较低时，在排除其他疾病的前提下，若补充 DHEA 能改善肾上腺皮质激素低下引起的症状，说明补充 DHEA 是有效的。所以，在其他药物治疗效果不明显时，可以考虑补充 DHEA。

关于 DHEA，美国圣地亚哥大学临床报告给出了这样的结论：DHEA 有调节生理、心理及内分泌的作用，对于预防老年疾病、提高老年人的生活质量有一定帮助。

DHEA 很安全，所以自 1993 年起美国食品药品监督管理局即把 DHEA 划分为保健食品而非药品。需要强调的是，不同品牌的 DHEA 保健品每单位的含量不一，导致效果相差甚远。因此，并非所有 DHEA 保健品都能保证安全和有效，一定要选对产品。在选用 DHEA 保健品时，需要注意以下事项：

1. 建议选择有临床依据认证的产品或经国家相关部门批准生产的产品，这样安全性才能得到较好的保障。

2. 应选用成分为薯蓣皂素的 DHEA。依据美国圣路加罗斯福医学中心的塞摩利伯曼博士（Seymour Lieberman, Ph. D）的说法：成分若是山药根部粉末的 DHEA 不能通过人体代谢将山药根转换

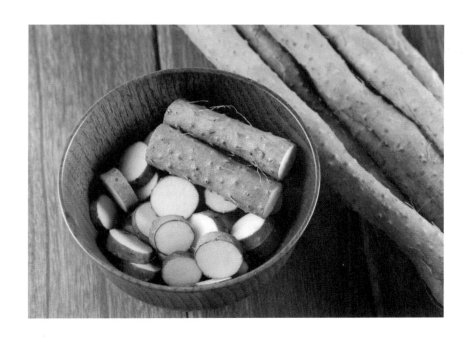

成醛固醇或 DHEA。这种成分的 DHEA 所含的薯蓣皂素仅有极少量，人体摄入后几乎无法完成转化。所以，使用经浓缩冻晶纯化的薯蓣皂素才能增加血液中 DHEA 的浓度。

3. 用药前咨询专业医生，切不可自行用药。

进行激素治疗前必须明确以下几点：

1. 进行激素治疗前，女性需要接受全面的身体检查。对于持续进行激素治疗的女性，每年应至少进行一次定期检查。

2. 先向专业医生咨询，评估激素疗法的效果和可能发生的风险，再决定是否需要使用。

3. 激素疗法是目前缓解女性更年期症状最有效的方法。如果只是治疗局部症状（如阴道萎缩、性交困难、萎缩性尿道炎等），建议使用局部雌激素疗法。

4. 低剂量阴道雌激素治疗无须合并使用孕激素。

5. 激素治疗可降低停经后患骨质疏松症及大肠癌的风险。停经女性应做一次骨密度测定，若确定为骨质疏松症，且无特殊禁忌，则建议使用激素治疗的时间持续 5 年以上。早期卵巢功能衰竭且年龄低于 60 岁的停经女性，若经测定患有骨质疏松症，则激素疗法为首选方法。

6. 目前研究结果充分显示，在 60 岁之前使用激素疗法能起到保护心脑血管的作用。但建议不要为了预防心脑血管疾病而使用激素进行治疗，对于停经并保有子宫的女性，可采用其他方法来应对心脑血管疾病。

7. 停经初期的女性如果使用激素疗法，患乳腺癌的可能性会比较小。雌激素合并孕激素治疗的时间如果超过 5 年，那患乳腺癌的风险就很可能上升。不过，患乳腺癌的风险增加并不具有实际的参考意义。

8. 根据 WHI 2004 年的研究报告，子宫切除后的停经女性若进行激素治疗（如使用雌激素）会增加患脑卒中的风险，但股骨颈发生骨折的风险会显著降低。此外，使用雌激素的时间平均在 6.8 年的女性，患乳腺癌的风险会降低，且不会导致心脑血管疾病（如冠心病）的发生。

9. 子宫完整的女性使用雌激素时，应同时搭配适量的孕激素，以预防子宫内膜增生。但要注意的是，合成孕激素可能会增加患乳腺癌及冠心病的风险。

10. 对于针剂激素疗法，因其长期使用的疗效及风险尚不明确，所以不建议使用。

11. 激素疗法最好在停经后的 10 年内使用，这样疗效明显而且风险低，使用时应优先考虑低剂量疗法。

12. 停经女性一般不需要补充雄性激素，但是雄性激素缺乏的停经女性（如曾接受双侧卵巢切除手术或肾上腺功能失调）补充后会有显著疗效，生活质量能得到提升并改善性功能。

13. 有些报告认为植物性雌激素对改善更年期症状有所帮助，

但实际上植物性雌激素的疗效非常有限，与安慰剂相比差异不大。由于临床研究还没有对保健品做出明确的判定，因此在选择此类产品时，要谨记并非所有植物性雌激素都是安全有效的，且保健品需经过临床验证。

减肥影响激素，
当心提前衰老

　　你相信吗？天天运动的人因为过度运动反而使自己变得又老又丑，未老先衰。台湾一名 37 岁的女瑜伽老师，经常感到疲劳，皮肤粗糙，满脸痘痘，加上情绪波动大，使她觉得自己的身体可能出了问题。后来她到医院做检查，检查结果却让她感到不可思议，经血液检测后发现，她体内 DHEA 的浓度低得离谱，竟然比六七十岁的老太太还低。

　　这是什么原因？

　　原来，过度运动后如果不及时补充足够的营养会导致内分泌失调。练习瑜伽的人在饮食方面讲究清淡，加上瑜伽的运动量较大，练习者身体内的深层脂肪过度燃烧，体内雄性激素无法顺利向雌性激素转变，结果造成雄性激素堆积，身体也跟着出现一系列问题。后来，医生建议那位瑜伽老师补充 DHEA，并做到均衡饮食。大概 4 个月后，她的身体状况逐渐康复，情绪也变稳定了。

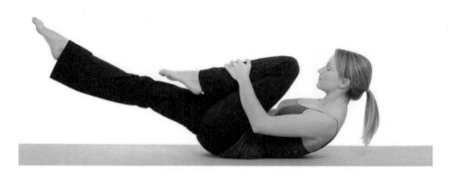

出于爱美之心，许多女性为了保持身材而拼命减肥，结果导致体内脂肪不足，无法实现雄性激素向雌性激素的转变，出现皮肤粗糙、毛发浓密、声音低沉等男性化特征，不仅外貌变得不理想，还使得情绪不稳定，得不偿失。

保健食品别乱吃，当心吃出病。有一位 60 岁的女性，停经后怕变老拼命吃蜂王浆，结果因阴道流血到门诊治疗，检查后发现是早期子宫内膜癌。近年来，台湾女性患子宫内膜癌的人数激增，而且呈年轻化的趋势。究其原因，除了营养补充过度外，恐怕与女性爱吃富含大豆异黄酮的豆类、胎盘素、蜂王浆、当归、山药、花粉等有雌激素作用的补品有关，使得子宫内膜异常增厚。

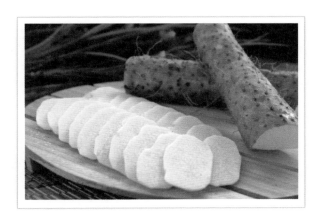

　　医生提醒，保健食品应当正确食用。在购买保健食品时，应特别注意食品的成分说明及功能介绍，并明确药品有无不良反应。用药前咨询药师，这样才能吃得安全又健康。

更年期让你
脸红心跳的秘密

你最近是否常常出现盗汗、心悸、失眠的状况呢？情绪波动大，常迁怒于身边的人。别紧张，你不是病了，你只是进入了人生的另一个阶段——更年期。

随着年龄的增长，身体内的激素不断流失，更年期的征兆就会频频出现。这个时候进行自我心理调适很重要，同时寻求妇科医生的协助，或补充天然植物性激素，都有助于改善更年期的状况。

更年期并不是病，而是生命过程中的一个阶段。这个阶段容易出现一系列问题，如面部潮红发热、盗汗、心悸、失眠、阴道萎缩干涩、尿道萎缩等。在解决更年期问题的方法中，激素治疗是最有效的方法。

扫码即可免费听课
如何延缓更年期的
到来

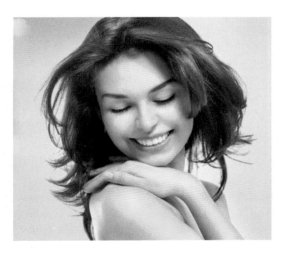

　　女人变老，都要面对停经的现实。所谓停经，就是卵巢不再排卵且经期终止的现象，即女性不再具有生育能力。其实在停经的前几年，女性卵巢雌性激素、孕激素及雄性激素的分泌量就已明显减少。停经后，虽然卵巢萎缩退化，激素的分泌急速下降，但肾上腺皮质所分泌的 DHEA 却具有转化为雌性激素、孕激素及雄性激素的作用，在停经后维持女性内分泌的正常运作。

　　停经期的临床表现分为生理和神经精神两个方面。

　　生理表现：面部潮红、发热，心悸胸闷，夜间盗汗，尿失禁，阴道萎缩干涩，皮肤粗糙干燥、容易水肿，骨质疏松，筋骨退化，心脑血管异常，性欲衰退，肥胖等。

扫码即可免费听课
不可不学的卵巢
逆龄抗衰！

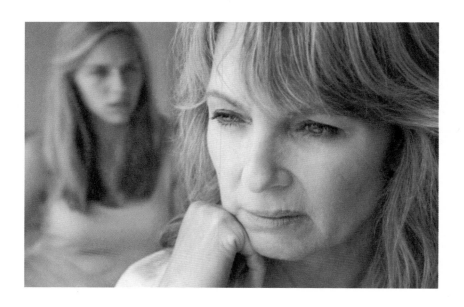

　　神经精神症状：情绪起伏不定，焦虑，忧郁，烦躁，失眠，性格发生改变等。

　　医学界证实，更年期综合征是女性体内的雌性激素、孕激素及雄性激素逐渐流失所致。随着年龄的增长，女性身体内的DHEA逐渐流失，此时若持续补充低剂量的DHEA，不但能提升雌性激素、孕激素及雄性激素的活性，而且能有效改善生理、神经精神方面的困扰。但是，如果大剂量补充DHEA，就可能会出现不良反应（长青春痘和痤疮、脸部长毛、声音变得低沉等）。

　　需要提醒的是，DHEA对停经女性而言只是辅助产品，并非有了DHEA就万无一失了。虽然一些报告认为植物性雌激素对改善更年期症状有所帮助，但在选择此类产品时，患者须谨记，并非所有植物性激素都安全有效，且临床验证是唯一的保障。

天然的植物性激素 DHEA 由野山芋萃取而成，口服后能直接提升雄性激素、雌性激素及孕激素的活性，并提高其在血液中的浓度，弥补停经后卵巢功能退化引起的激素分泌不足及内分泌失调等问题。同时，它还能起到缓解神经精神症状的作用。

此外，DHEA 不但对年龄在 45 岁以上的更年期综合征患者有改善作用，对 45 岁以下仍具生育能力的女性而言，也能起到调理内分泌及经前综合征的效果。可延缓衰老，预防骨质疏松，增强免疫力，预防妇科疾病发生癌变。

在治疗的时间上，进行激素治疗并不能起到立竿见影的效果，一般要进行 4 个月的治疗后才能见效。

总而言之，更年期并没有那么可怕。调整好心态，爱每一个阶段的自己。出现症状后也别心慌，遵照医生的嘱咐进行激素治疗，让自己活力自信地面对每一天。

别以为男性没有更年期

男性也有更年期，是真的吗？的确，更年期不是女性的专利，男性也有。现在生活压力大，不少男性 40 岁时身体就出现各种症状，而这些很可能就是更年期的症状，不容忽视。

男性常被视为压力的承担者，在家是顶梁柱，在社会上是主力军。但不少男性一过不惑之年，做事情总觉得心有余而力不足，无力感越来越强。这个时候要注意了，因为这很可能是男性更年期的症状。一般情况下，女性在更年期容易变得忧郁，郁郁寡欢。男性则不同，他们常用责怪和发泄的方式来表达：责备老婆孩子，抱怨社会，甚至还可能出现过激行为。

年轻男性的睾丸每天会分泌大约 7 毫克的睾酮到血液中，血液中睾酮的平均含量约为 7.0×10^3 纳克 / 升（正常值为 $2.8 \times 10^3 \sim 11 \times 10^3$ 纳克 / 升）。但是 30 岁以后，男性睾酮的分泌量将以 1%~2% 的速度逐年下降，到 40 岁后便开始出现老化现象。

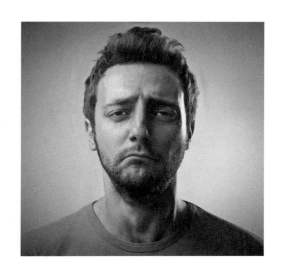

男性更年期会有哪些症状呢？具体表现可分为两个方面。

生理方面：体力下降，容易疲倦，骨质疏松，睾丸变小，性欲减退，勃起困难，失眠，心悸，脸潮红等。

心理方面：情绪不稳，容易发怒，注意力不集中，缺乏自信心，心情低落。

生理方面的退化容易发现，而最容易忽视的是精神情绪的恶化。睾酮缺乏较严重时，男性会出现容易疲劳、注意力下降、失眠、头痛、情绪低落及性功能障碍等症状，这时通常都需要寻求治疗。

根据这些较常出现的症状，美国圣路易大学设计了一份"男性睾酮（激素）低下症自我检测表"，检测表共包括 10 个问题：

1. 您是否出现性欲降低的现象？

2. 您是否觉得缺乏活力？

3. 您是否出现体力变差的现象？

4. 您是否觉得身高变矮？

5. 您是否觉得生活变得没有乐趣？

6. 您是否觉得悲伤或沮丧？

7. 您是否出现阴茎勃起不够坚挺的现象？

8. 您是否觉得自己的运动能力变差？

9. 您是否出现晚餐后犯困的现象？

10. 您是否觉得工作中表现不佳？

如果十个问题中有三项回答是"是"的话，那就可能患上睾酮低下症了。此时需要到医院抽血测量睾酮的浓度，也可以测量体内脱氢异雄酮硫酸盐的浓度。若测量值低于标准值，那就表示迈入男性更年期了。

男性进入更年期后，有什么方法可以治疗呢？缺什么补什么，既然是睾酮的浓度不足使得男性进入更年期，那就从提高血液中睾酮的浓度着手！

目前医学界对男性更年期综合征已有了共识：睾酮的浓度低于正常值，且容易出现疲劳、注意力不集中、抑郁、焦虑、失眠、头痛、情绪低落及性功能障碍等症状的男性，需要寻求治疗。

补充睾酮的药物有很多，从剂型上看有口服的，也有凝胶涂抹的，患者选择的空间很大。但要提醒患者，服用睾酮药物应每3个月做一次检查，当睾酮的浓度补充到正常水平时，就要停止用药。如果过量补充睾酮，就有可能使前列腺体积增大而导致排尿困难，增加患前列腺癌的风险。虽然国外的研究报告一直强调激素补充治疗的利处，但是仍提醒患者不能忽视药物可能带来的不良反应。

目前市面上有很多补充雄性激素的药品，包括口服药物、针剂、贴片及皮肤凝胶等。在选择药品前，建议患者先咨询专业医生，以确保用药的安全，让自己健康地度过男性更年期。

重拾男性健康活力的"第二春"

年龄增加使得激素递减，伴随着更年期的困扰，男性再也不能随心所欲了。但是，此时若提升 DHEA 在体内的含量，男性更年期的种种症状将会得到缓解。

男性到中年后，内分泌功能开始退化，睾丸雄性激素分泌不足时，肾上腺皮质网状带分泌的 DHEA 是雄性激素的替代来源。一般来说，男性在 30 岁时 DHEA 的分泌量达到顶峰，之后大概以每十年减少 29％的速度递减，严重时甚至会出现 DHEA 分泌停滞的现象。DHEA 的分泌量随年龄增长而递减的速度因人而异，递减速度越快，衰老的速度也就越快。

男性缺乏 DHEA 表现在以下几个方面。

性功能障碍：性欲减退，勃起困难，阳痿；

结缔组织退化：骨质疏松，类风湿性关节炎，筋骨无力，手脚酸痛；

　　脑神经衰弱：记忆力下降，精神分裂症；

　　自主神经障碍：焦躁，忧郁，睡眠障碍，慢性疲劳综合征；

　　代谢功能障碍：葡萄糖不耐受，糖尿病，胰岛素抵抗性升高。

　　体内睾酮含量不足，可通过测量血液中睾酮的浓度进行确定。若是因浓度不足而导致男性更年期症状出现，那就要从提高血液中睾酮浓度着手。如何提高呢？上一节"别以为男性没有更年期"中提到了服用睾酮或睾酮凝胶等药物进行治疗的方法。此外，多吃富含雄性激素的食物（如带壳的海鲜）也是一种很好的食物疗法！

　　男性阴茎勃起困难也是困扰男人的难题。在美国，有近3000万男性经历着勃起困难的痛苦。在这些案例里，衰老是造成勃起困难或勃起硬度不足的最主要原因。

　　治疗勃起困难，短期可考虑服用伟哥、犀力士及乐威壮等药物，以达到预期效果。这类药物主要是通过抑制磷酸二酯酶-5，以增强阴茎海绵体内一氧化氮的作用。当一氧化氮因为性刺激而释放时，会抑制磷酸二酯酶-5，提高阴茎海绵体内的环一磷鸟苷（CGMP）含量，并增加阴茎血流量，恢复受损的勃起功能。患者在使用此类药物时，应清楚药物可能带来的不良反应，如头痛、面部潮红、消化不良、恶心、晕眩、鼻炎、眼睛肿胀、结膜充血等，且长期使用也容易造成心理依赖。

现代人长期熬夜导致肝肾阴虚，这是造成性功能障碍的最主要原因，其次是压力及激素问题，再次则是纵欲。长此以往，势必影响内分泌系统的稳定。

中年男性若想长期调养身体，建议可使用滋补肾阴的中药方剂——六味地黄丸。六味地黄丸的成分包括熟地黄、山茱萸、山药、茯苓、牡丹皮、泽泻，针对肾阴虚的患者，有改善更年期潮热、五心烦热、盗汗、口干、腰膝酸软、头晕目眩、舌红少津等症状的功效。

患者需要注意的是，长时间骑自行车会压迫男性睾丸下方会阴部的血管及神经，进而造成暂时性勃起障碍，影响性功能。所以提醒您，千万不要为了追流行，或者是为了锻炼身体而过度骑自行车。

了解激素与 DHEA

扫码即可免费听课
保持年轻的秘诀和
方法是什么?

青春是充满热情、活力和喜悦的。千百年来,多少人为寻找青春的源泉奔走,却徒劳无获,只能感叹时光的飞逝。他们不知道,原来青春的秘密就在于 DHEA。

时间带走体内的 DHEA,将生命推向另一个旅程——更年期。随之而来的是恼人的更年期症状:失眠、焦虑、忧郁、烦躁、盗汗、心悸、易怒、偏头痛、性格改变……剧烈的身体变化扑向你,让你难以呼吸。

不要紧张,只要找回 DHEA,重返青春也不是遥不可及。通过调整体内激素水平摆脱更年期的困扰,还你热情、活力与喜悦,那时你就能大声说:又年轻了一次,真好!

无论男性还是女性,身体内都有雄性和雌性两种激素,

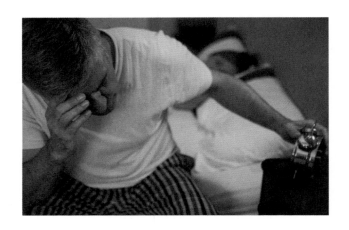

DHEA 则是人体内原本就有的激素前驱物质。在胎儿时期，DHEA 在血液中的浓度较高。过了青春期，且年龄在 20 ~ 30 岁时浓度达到最高值。随着年龄的增长，DHEA 的浓度又会逐渐降低。到了中年以后，男女肾上腺分泌的肾上腺雄性激素急速下降，当分泌量不足以满足人体需求时，身体就会出现各种更年期症状及衰老导致的相关疾病。

更年期的停经症状会导致神经内分泌出现异常，低水平雌性激素现象会降低神经固醇的浓度，而神经固醇是人体重要的抗焦虑激素。当神经固醇的浓度过低时，人就容易烦躁不安，睡眠质量严重下降。

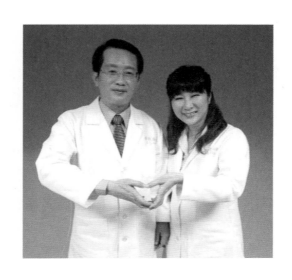

　　临床报告显示，心理作用方面，DHEA 可减少因更年期而诱发的精神和情绪障碍，尤其对抑郁症有很好的缓解效果，所以 DHEA 又被称为"快乐激素"。生理作用方面，对于肾上腺激素分泌不足的患者，进行 DHEA 治疗后他们的生活质量得到提高，性功能也有显著的改善。

　　进行 DHEA 治疗，能使抑郁、焦虑及不能自我控制等情绪症状得到很大的改善，所以睡眠质量也会跟着提高。在缓解压力方面，DHEA 也比安慰剂的效果要好，可以改善生活质量，同时克服因年龄增大而产生的疲劳和无力感。

女性不良生活习惯
易引发私密处感染

女性一生当中患泌尿与生殖系统感染的概率大于 50%，复发的概率更是高达 20% ~ 30%，且复发多出现在感染后的 3 个月内。泌尿与生殖系统感染会给女性造成极大的身心伤害，多数女性在感染后会寻求保健食品来治疗，同时依靠保健食品来预防再次感染。

健康的阴道内含有大量的乳杆菌，它们能使阴道内的 pH 值（酸碱值）维持在 3.8 ~ 4.2 的弱酸性环境，形成天然的防护屏障，抑制病菌繁殖，预防阴道感染发炎及老化干燥的出现。但当阴道内的其他细菌大量繁殖，而体内原生乳杆菌无法抵御外来病菌时，就容易出现阴道感染发炎的症状。

女性如果有以下生活习惯，则容易引发

扫码即可免费听课
除了脸部，身体哪个
部位还需要保养？

私密处感染：

1. 爱穿紧身牛仔裤。

2. 常穿丁字裤。

3. 经期长时间不更换卫生护垫。

4. 作息不规律，经常熬夜。

5. 压力过大。

6. 饮食不健康，经常吃油炸和烧烤类食物，爱吃甜食，喝水少。

7. 经常出入有高感染风险的公共场所，如公共游泳池、桑拿房等。

8. 不安全的性行为。

9. 经常使用灌洗液清洁阴道。

夏季天气闷热，门诊部统计发现，患阴道炎的女性人数显著增加。除了天气的影响，免疫力降低、盆腔充血（经期前后及孕期容易出现）也是引发阴道炎的原因。所以，女性平时应养成良好的生活习惯，规律饮食和作息，适当运动，减少穿紧身牛仔裤的次数，保持私密处的干爽通风，才能避免阴道炎的发生。

提到阴道炎，就不能不提念珠菌（假丝酵母菌）。

念珠菌是一种外表看起来很像酵母菌

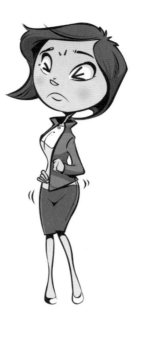

扫码即可免费听课
夏天你觉得哪个部位
最容易出汗？

的真菌。之所以称之为"念珠"，是因为这种真菌会不停地发芽，长出一颗颗像念珠一样的孢子，也会长出一条长长的菌丝。念珠菌是一种常见于阴道内的真菌，在月经期前后、停经期及产后，当阴道内酸度降低，真菌与细菌之间的平衡被破坏时，念珠菌的数量会迅速增加而使阴道发生感染。其症状是阴道内出现异常白带，奇痒无比。这类阴道炎常发生在糖尿病患者、孕妇等免疫力低下的女性身上，经常穿紧身长裤的女性也可能发生。

生理结构上，女性肛门、尿道及阴道三者的距离较近，所以细菌在三者之间几乎没有界限，极容易发生感染。正常情况下阴道内的乳杆菌使阴道的 pH 值维持在 3.8～4.2，这样的酸性环境给阴道提供了天然的防护屏障，抑制致病菌过度繁殖，预防感染发炎及老化干燥的出现。当私密处的其他细菌大量繁殖，而体内原生乳杆菌无法抵御外来病菌的侵入时，就容易造成阴道及泌尿道感染。

阴道炎，即因阴道菌群改变（乳杆菌数量下降，厌氧菌增加）而导致的细菌性阴道炎。症状表现为私密处的分泌物颜色呈灰白色，且分泌物有异味。一些阴道炎患者在感染后无明显症状，但大部分患者在感染后会出现上述症状，因个人体质差异，症状的程度也不一样。

在正常情况下，尿液是处在无菌的状态下的。但是，位于肛门周围的细菌（尤其是大肠杆菌）容易通过尿道侵入达膀胱，引发泌尿道炎症，出现尿频、尿急、尿痛等症状。

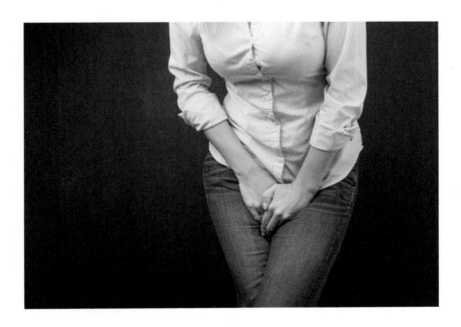

　　阴道炎及泌尿道炎高发期或高发人群包括：

　　1. 生理期。经血的 pH 值约为 7，呈碱性，会改变阴道原本的弱酸性环境，使细菌易于入侵。因此，女性生理期要勤换卫生巾，避免细菌滋生，并尽量以裙装代替裤装，以保持私密处的干爽。

　　2. 有性生活的女性。精液的 pH 值为 7~8，呈碱性，会碱化阴道的弱酸性环境，不利于阴道内乳杆菌的繁殖，容易造成阴道感染。所以，在发生性行为后，女性应注意及时清洗。

　　3. 怀孕女性。女性在怀孕期间阴道内的 pH 值发生变化，使泌尿系统的免疫力降低。胀大的子宫会压迫膀胱和输尿管，导致尿液滞留在肾脏或膀胱，增加细菌滋生的机会。如果孕妇患有糖尿病、泌尿道异常及结石等疾病，更会增加泌尿系统感染的风险。需要提醒的是，怀孕女性感染阴道炎易导致胎儿早产，甚至是流产，产后患子宫内膜炎的可能性也会大大增加。

4. 更年期。这个阶段雌性激素分泌量减少，泌尿道及阴道黏膜变得干涩、脆弱。同时，阴道内的酸碱值发生变化，导致肛门附近的细菌容易在此滋生，进而增加罹患阴道炎的风险。

5. 其他。患有慢性病（如糖尿病）及免疫力低下的女性日常生活中须特别注意私密处的清洁和保养。

倘若阴道炎并无红肿或分泌物异常的症状，女性进行生活习惯的调整，多补充益生菌也可达到治疗的效果。但若是出现阴道炎症状，则应该寻求医生帮助，由专业医生诊断治疗。

在治疗阴道炎的过程中女性很可能会接触到抗生素药物。抗生素药物虽然可以有效治疗阴道炎，但是也存在缺点——它会把有益的细菌和有害的细菌都杀死了，导致阴道内的微生态环境失去平衡，使阴道炎难以根治，不断复发。

阴道炎的常规治疗多是使用抗生素。急性期可考虑使用抗生素或咪唑基等抗真菌剂进行治疗。治疗的药物包括咪康唑、克霉唑、布康唑、酮康唑等，其中酮康唑可能会诱发轻微的可逆性肝炎，发生率为 5% ~ 10%，严重性肝炎的发生率则相对较低，约为 1/15000。所以，一般不建议怀孕女性选择此类药物作为治疗方式。

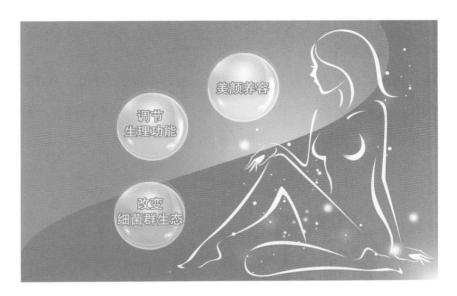

医学研究报告指出，女性阴道内自身含有乳杆菌群，如果食用天然活性女性益生菌进行保养，可降低白色念珠菌阴道炎的发生率。这些益生菌使私密处的 pH 值维持在 3.8～4.2，这样的弱酸性环境形成了天然防护屏障，病菌很难侵入。女性益生菌的好处包括：

1. 抑制致病菌，如加德纳菌、金黄色葡萄球菌、大肠杆菌、念珠菌等。

2. 调整阴道 pH 值。

3. 增强阴道自净功能，重建菌群生态平衡。

4. 增强肠道消化功能，改变肠道菌群生态环境。

虽然泌尿及生殖系统的疾病可以进行治疗，但预防无疑是最好的治疗手段。女性可以采取以下措施预防疾病的发生：

1. 温水坐浴

用浴缸或专用塑料盆盛置温水（水温以不烫手为宜），无须添加任何清洁剂，坐入盆内 8 ~ 10 分钟，浴后将肛门周围擦干。温水坐浴的次数不限，建议可进行多次。

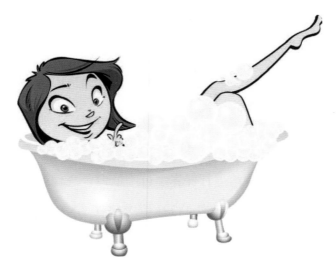

2. 适量饮水

适量饮水是最好的保健方法。我们每天的饮水量不能过多，但也不能过少。很多女性饮水量较少，总是等到口渴时才喝水，使得尿液总是呈浅黄色。为了保证人体所需，提醒女性要养成良好的饮水习惯，每天的饮水量应保持在 2 升左右。

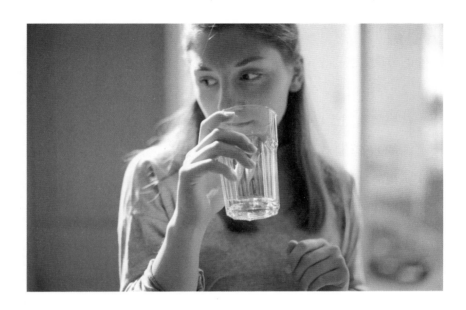

3. 预防泌尿道感染的保健食品

（1）蔓越莓等水果

用蔓越莓制成的果汁、锭剂、胶囊等保健食品被广泛用于预防女性泌尿道感染。研究报告显示，蔓越莓含有其他水果少见的 A 型原花青素，其特殊的化学结构可以抑制大肠杆菌附着于膀胱黏膜，进而减少泌尿道感染的发生。除了大肠杆菌，蔓越莓对变形杆菌、肠球菌及葡萄球菌也有抑制的功效。

研究发现，蔓越莓可降低女性泌尿道感染约 35％的复发率，所以被广泛制成预防泌尿道感染的保健食品。而对于患有泌尿道感染的儿童，2011 年的数据显示，其降低的比例更是达到了 43％。此外，维生素 C 也可以降低女性泌尿道感染的机会。因为富含维生素 C 的酸性水果可以酸化尿液，从而减少泌尿道发生感染的可能。

（2）益生菌

食用含有益生菌的食品可以平衡体内菌群生态环境，并维持阴道内的酸碱值，缓解便秘。临床报告指出，益生菌可减少阴道炎症，预防尿道感染。在购买含有益生菌的食品时，建议选择有临床研究证明的产品，有安全保障才能呵护女性的健康。

秘密花园小检测：

（有以下症状即为阴道、尿道感染）

分泌物过多，呈水状或乳酪状

分泌物呈现白色或黄色，且有异味

私密处瘙痒难耐

阴道、泌尿道常出现疼痛症状

急性炎症

灼痛

肿胀

排尿和性交时疼痛

孕期保健做得好，
妈妈宝贝担心少

　　生命的悸动，相信孕妈妈的感受最为强烈。在孕育新生命到来的十个月里，能健健康康并保持心情愉悦是孕妈妈们共同的期待。但是，怀孕的过程中却潜伏着不少伤害胎儿和孕妈妈的致命因素，其中最常见的就是阴道炎。拿阴道炎中的乙型链球菌感染来说，在孕妈妈受感染而未进行治疗的情况下，胎儿的死亡率高达50%。因此，阴道炎的检查与预防是孕妈妈的重要功课。如果检查结果呈阳性，孕妈妈也不要太过担心，及时进行治疗并调整情绪都对治疗阴道炎有积极的影响。

　　怀孕期间因感染细菌而患阴道炎对孕妇和胎儿的影响都很大，其中乙型链球菌会在成人的直肠和阴道内聚生菌落，通过性接触相互感染。由于乙型链球菌是肠道内的细菌，而肛门与阴道（即胎儿产道）口距离很近，因此在排便的过程中很容易使产道感染乙型链球菌。

统计数据显示，约有 30% 的孕妇会受到感染，约有 1% 的胎儿会被直接感染，而被感染的胎儿在未进行治疗的情况下死亡率高达 50%，这也被认为是婴儿出生前因感染而死亡的重要原因。

如果在自然分娩的过程中直接感染胎儿，延缓治疗往往会导致婴儿患败血症、肺炎及脑膜炎等疾病，还可能造成永久性神经性后遗症，严重的甚至导致死亡。而如果在确诊后对孕妇进行抗生素治疗，新生儿感染乙型链球菌的概率至少可以降低 75%。

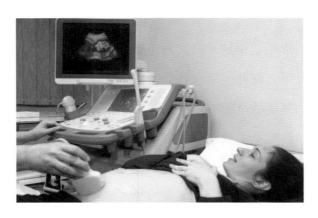

女性在怀孕未满 37 周时若出现宫缩、破水现象，为消除早产疑虑，建议进行乙型链球菌检查。孕妈妈在待产过程中使用预防性抗生素，可有效降低新生儿感染乙型链球菌的可能。但对于早产或提早破水的情况，新生儿受感染的可能仍无法控制。如果在分娩前不做任何保护措施，会使新生儿感染乙型链球菌的可能性大大增加。

孕妈妈在进行检查后得知自己可能带菌，那压力就会一直存在。从心理神经免疫学的观点分析，压力会导致神经细胞活性发生改变，先影响心理状态，再影响免疫功能。心理、神经和免疫三个系统互相影响，无论哪方面失调都会影响孕妇的健康。

　　阴道炎是女性生育时期最常见的疾病，通常由感染引起，常见类型分为三大类：

　　1. 细菌性阴道炎，占 40%～50%。

　　2. 念珠菌阴道炎（外阴假丝酵母菌阴道炎），占 20%～25%。

　　3. 滴虫阴道炎，占 15%～20%。

　　此外，多重感染的情况也会出现，但比较少见。当因感染造成阴道炎时，可从阴道分泌物的分泌量、形态、颜色、气味和伴随的其他症状来判定。

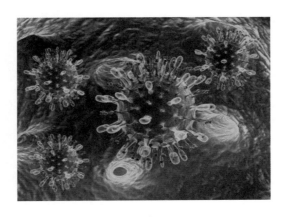

　　正常情况下，阴道分泌物是没有异味的白色黏稠物，pH 值小于 4.5，呈酸性。市面上出售的阴道洗涤产品常添加乳杆菌，

以维持阴道酸碱值并减少异味。因此，针对细菌性阴道炎，减少抗生素药物的使用并购买含特殊乳杆菌（如女性益生菌）的治疗产品可能是最好的选择。

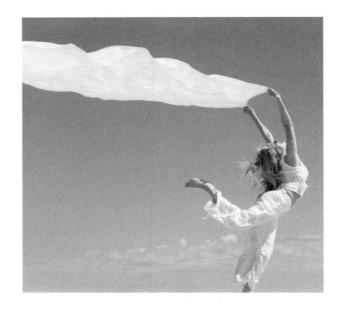

4

第四章

生活保健常识

　　人的身体就像机器一样，不能出了问题才想着进行修补，那样很可能于事无补。应该怎么做呢？功夫应该用在日常，这也就是中国人常说的养生之道。善养生者，才能益寿延年。

　　《黄帝内经》早就告诉我们答案了，治未病。治未病的理念发展到现在就是预防医学。当有了足够的知识和方法对疾病进行预防时，我们才能远离疾病。

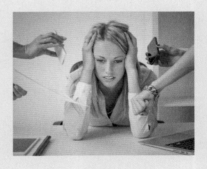

　　从 2006 年起，台湾血液透析人数每年约增加 8000 人，血
液透析密度远超世界平均水平。究其原因，这可能与食品安全问
题、保健品服用不当及保健食品泛滥有关。根据美国肾脏病数据
系统（USRDS）的统计，台湾每年新增血液透析人数以 6% 的速度
增长，肾脏病更是取代肝病成为最普遍的疾病。台湾肾脏医学会
指出，目前台湾约有 150 万名慢性肾脏病患者，患病的比例高达
12%。

　　从整体上说，用药安全意识薄弱、滥用药品、过量服用保健
品及药品质量问题是威胁健康的主要原因。一些慢性病患者需要
通过长期服用药物来控制病情，若患者没有遵照医生嘱咐滥用药
物，则可能使药物之间发生相互作用，加重肾脏代谢的负担，使
肾功能出现问题。

然而，我们无法得知厂商生产的药品是否安全，也不能完全依靠政府的监管。所以，掌握一定的保健知识，为自己挑选品质安全有保障的产品变得非常必要，自己的健康自己把关。

　　如何区分药品和保健品呢？针对性是关键所在。

　　药品几乎都是单味药，剂量高，主要是用于治疗。对于药品而言，要注意它的吸收和疗效，因为任何药品都有一定的不良反应，所以建议药品的使用时间不要过长，最好在短期内使用。

　　保健品几乎都是复方制品，药物成分含量低，主要目的是用来延缓器官衰老，是治疗过程中的辅助产品。保健产品虽不是药品，但因其需要长期食用，所以安全性需要特别注意，患者切勿自行购买来源或标识不清的产品服用。

　　这里要提醒患者，食用保健品一天切勿超过4种，且应分开食用，如"上午两种，下午两种"的方式。为了做到按时服用，可将服用时间定在饭后，这样不容易被遗忘。此外，几乎所有保健产品都有提神效果，患者应尽量避免晚上服用。

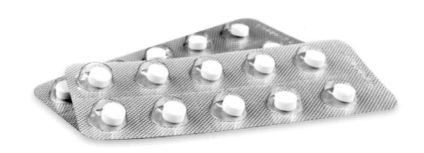

其实，除了服用保健品，健康问题也可以通过调整生活习惯来解决。养成"少油炸、少烧烤、高纤维、低脂肪、多蔬果、多喝水"的日常饮食习惯，并保持适度的运动，增强自身的保健意识。如果确实需要保健品，应挑选品质安全有保障的产品，做到自己的健康自己把关。服用药品、保健品前先咨询药师再行服用，养成"生病找医生、用药问药师"的正确观念。

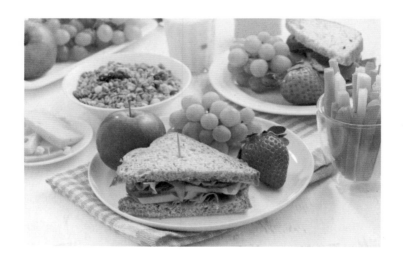

药师教你这样选鱼油

现代人注重保养，常会购买保健食品。鱼油对大家来说肯定不陌生，它含有丰富的 Omega-3（ω-3 不饱和脂肪酸）、EPA（二十碳五烯酸）及 DHA（二十二碳六烯酸），不但有益于心脑血管，而且对免疫系统、炎症、气喘、干眼症、大脑发育、产后抑郁症等都有益处。

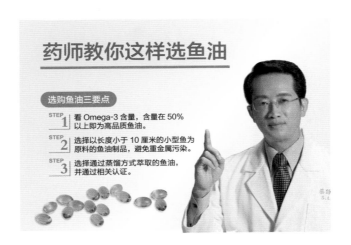

药师教你这样选鱼油

选购鱼油三要点

STEP 1 | 看 Omega-3 含量，含量在 50% 以上即为高品质鱼油。

STEP 2 | 选择以长度小于 10 厘米的小型鱼为原料的鱼油制品，避免重金属污染。

STEP 3 | 选择通过蒸馏方式萃取的鱼油，并通过相关认证。

研究发现，正常情况下人体内 Omega-6 与 Omega-3 的比例为 1∶1。但随着年龄的增长，在不良生活习惯的影响下，两者的比例甚至会变成 20∶1。当体内的 Omega-6 与 Omega-3 出现失衡，慢性炎症、湿疹、皮肤瘙痒、气喘、免疫功能紊乱等疾病便随之而来，同时会增加罹患心脑血管疾病、糖尿病、癌症的概率。

绿叶蔬菜及深海鱼虾的油脂中含有丰富的 Omega-3，其中鱼油中含有的 EPA 和 DHA 为多不饱和脂肪酸，是人体必需的脂肪酸。通过摄取足够的 Omega-3 脂肪酸，能平衡过多的 Omega-6 脂肪酸，从而有效抑制疾病的发生。

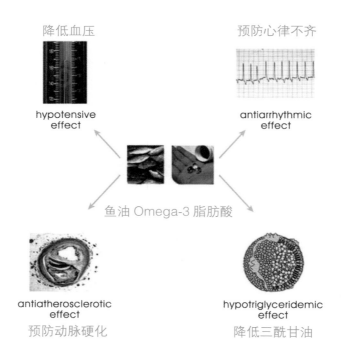

降低血压
hypotensive effect

预防心律不齐
antiarrhythmic effect

鱼油 Omega-3 脂肪酸

antiatherosclerotic effect
预防动脉硬化

hypotriglyceridemic effect
降低三酰甘油

关于鱼油制品，需要了解哪些呢？

1. 鱼油不等于鱼肝油。鱼油属于油脂类，取自深海鱼类的脂肪，富含 EPA 和 DHA。鱼肝油来自鱼的肝脏，主要成分是维生素 A 和维生素 D。需要注意的是，鱼肝油摄取过多会增加肝脏、肾脏的负担，严重时可能出现中毒现象。

2. 市面上一些鱼油制品的浓度小于 30%，它们的原料主要来自大型海洋鱼类，有重金属残留的可能。出于成本的考虑，生产者还可能使用容易残留的有机溶剂进行提取，目的是为了降低成本。所以，消费者在挑选鱼油制品时应尽量选择经过国家检验认证的产品。

3. Omega-3 浓度越高的鱼油制品其价值也越高。为了达到品质要求，鱼油的浓度应在 40% 以上，并同时富含 EPA 和 DHA。

美国心脏医学期刊、美国心脏联合会（American Heart Association）、欧洲心脏病学会（European Society of Cardiology）与世界卫生组织（World Health Organization）共同给出了这样的建议：为了满足身体所需，每天应至少补充 500 毫克 DHA 和 EPA；为了预防心脑血管疾病，每天应补充 800~1000 毫克 DHA 和 EPA；而对于三高人群，每天应补充 2000~4000 毫克 DHA 和 EPA。

长期高剂量服用 Omega-3 会减少血小板数量，延长凝血时间。所以，健康的人的服用量应以 500 毫克 / 天为宜。

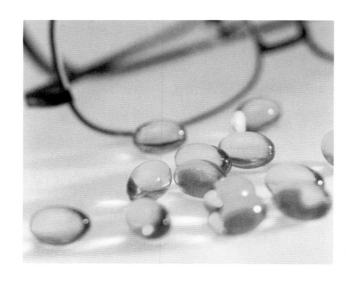

目前市面上的鱼油产品琳琅满目，如何挑选也就变得非常重要。在全球渔获量下降的背景下，鱼油的原料成本出现上涨。为了降低成本以获得更多的利润，部分厂商将玉米油掺杂在鱼油中，稍做处理后便开始售卖！由于鱼油和玉米油的颜色非常相近，掺杂后在外观上不会有太大的改变，所以很容易蒙蔽消费者。久而久之，鱼油行业争相效仿，纯度低的鱼油产品在市场上泛滥。

那么，如何辨识鱼油的纯度呢？

"纯正"鱼油里主要包含鱼体油和 Omega-3，所以 Omega-3 的含量就是衡量鱼油品质的标准。例如，一颗鱼油 1000 毫克，Omega-3 纯度为 30%，那么这颗鱼油中 Omega-3 的含量就是 300 毫克，即这颗 1000 毫克的鱼油中 300 毫克为有价值的 Omega-3，其余的 700 毫克为鱼体油。一般来说，Omega-3 的含量超过 50%的鱼油就被认为是高品质鱼油。大部分鱼油制品的外包装上都会注明 Omega-3 的含量，若无明确标识，那消费者就要考虑产品的品质了。来自著名品牌厂商生产的鱼油一般会有产品的检验报告，标明产品出厂时的品质状况。检验报告通常包含产品纯度（Omega-3、DHA 及 EPA 的含量）和重金属含量两项主要内容，所以消费者根据检验报告即可了解鱼油的品质。

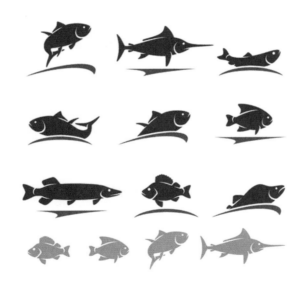

　　除了掺杂玉米油的疑虑，消费者还应注意鱼油的重金属含量问题。在鱼油的原料来源方面，由于海洋污染严重，从大型鱼类身上提炼的鱼油受重金属污染的概率比较高。相比之下，小型鱼类的生长周期短，受污染的可能性小，选择这种原材料提炼的鱼油其品质更有保障。

鱼油的提炼方式有两种，一种是使用有机溶剂提炼，另一种是使用蒸馏的方式提炼。有机溶剂提炼的方式存在溶剂残留的问题，且无法分离重金属，但其成本较低，故会直接反映在原料成本上。蒸馏的方式则需要使用大型精密仪器，能分离重金属等有毒、有害物质，其成本也比较高。

在选购鱼油时，消费者应重点查看产品的说明信息，选择原料为小型鱼类、添加了维生素 E（可降低鱼油氧化速度，维持鱼油的稳定性）、以蒸馏方式提炼，且通过国家相关认证的鱼油产品，这样才能既保证效果，又保障安全。

传统观念上，鱼类被认为是 DHA 和 EPA 的直接来源。事实上，鱼类无法自行合成 DHA 和 EPA，而是因为鱼类食用了富含 DHA 和 EPA 的藻类，使得鱼类成为人类补充 DHA 和 EPA 的来源。所以，如果能食用 Omega 植物性微藻，这种直接的方式在质量上会更安全。

Omega 植物性微藻在 20 世纪 80 年代开始投入商业研发与应用，目前应用范围在不断扩大，并逐渐成为 DHA 和 EPA 补充的重要来源。

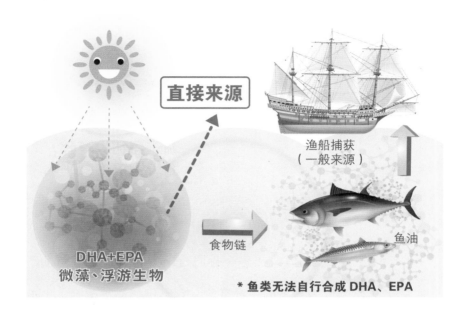

直接来源

渔船捕获
（一般来源）

DHA+EPA
微藻、浮游生物

食物链

鱼油

* 鱼类无法自行合成 DHA、EPA

咖啡有利也有弊，
流失与供给要平衡

　　喝咖啡已经成为当下的一种潮流，它不仅能提神醒脑，更被看作是一种生活方式。喝咖啡的人多了，大街小巷里咖啡店也多了起来。

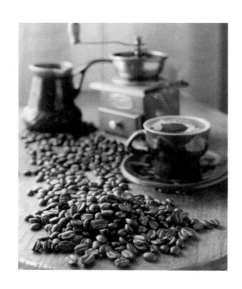

谈到咖啡对健康的影响，很多人会联想到引发心悸、失眠等不好的作用，实际上，证明咖啡对健康有帮助的研究也很多。这杯看似简单的饮料，其实大有学问。

咖啡中包含多种生物活性物质，主要是甲基黄嘌呤类，如咖啡因、茶碱、可可碱、类黄酮等。适量饮用咖啡对人体有益，但过量就会出问题。

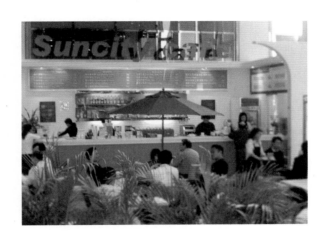

我们先说说喝咖啡的好处：

1. 咖啡中的咖啡因可以阻止因辐射产生的羟基化合物破坏细胞，延缓身体功能衰退，此时咖啡具有一定的防辐射作用。

2. 改善便秘。早晨起床后饮用 180 毫升左右的咖啡能改善便秘，而且效果显著，其他时间饮用效果则不够明显。

3. 活跃大脑，提高记忆力，减少罹患帕金森的概率。

4. 扩张血脉，增加血液流量，促进血液循环。

再来看看喝咖啡的不利影响：

1. 喝咖啡能提神，让人该睡的时候睡不着。

2. 喝咖啡利尿，尿多了就会影响睡眠，还使得皮肤异常干燥。

3. 咖啡会刺激胃酸分泌，加重胃溃疡。

4. 喝咖啡会造成钙质流失，使骨骼变得脆弱。

5. 经常喝咖啡的人有时会容易疲倦或打不起精神。

欧盟食品科学委员会（Scientific Committee for Food of EEC）的评估资料指出，每天摄取 300 毫克以下的咖啡因还不至于对健康造成不良影响。但是，一天能喝多少杯咖啡呢？一杯美式咖啡的咖啡因含量是多少，意式咖啡呢？关于咖啡的问题还有很多，消费者有知情权。

许多售卖现煮咖啡的咖啡店会将咖啡杯分成红、黄、绿三种颜色，红色代表咖啡因含量大于 200 毫克，黄色代表咖啡因含量在 100 毫克至 200 毫克之间，绿色代表咖啡因含量低于 100 毫克。这样一来，消费者就能知道自己摄取了多少咖啡因。

英国食品标准局（United Kingdom Food Standard Agency）建议，咖啡因的摄取量一天不要超过 300 毫克。所以，消费者在饮用带有红色标识的咖啡时，饮用量最好不要超过 150 毫升。以 480 毫升的大杯美式咖啡来说，其咖啡因含量是 707 毫克，中杯（360毫升）亦有 530 毫克，所以都应该标示为红色。如果是 100 毫升的浓缩咖啡，它的咖啡因含量为154毫克，应标示为黄色。

事实上，咖啡因并不只存在于咖啡中，可乐、红茶等饮料中也含有咖啡因，只是含量不高而已。所以，如果患有心脑血管疾病、骨质疏松、肠胃疾病等，或在孕期、失眠等情况时，应避免或减少饮用含有咖啡因的饮料。

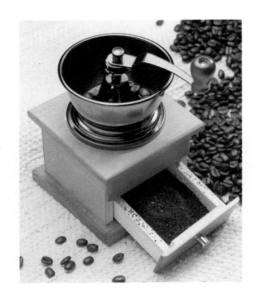

关于咖啡和咖啡因，最后总结以下几点：

1.咖啡喝得太多，确实会使其他饮品的摄取量减少。再加上咖啡因的利尿作用，使得身体内的钙质大量排出体外，间接导致骨质密度下降。因此，经常喝咖啡的人应多注意补充钙质，并多参加体育活动，饮食方面多喝牛奶，多吃绿色蔬菜等。此外，因咖啡的利尿作用还需增加水的摄入量，及时补充水分。

2. 如果一天喝 4 杯咖啡，就有可能引发中毒。

3. 摄取 4 杯咖啡因含量超过 500 毫克的咖啡，会刺激交感神经，产生焦虑、失眠、坐立不安、肌肉抽动、恶心等不适症状。

4. 咖啡因的摄取量超过 1 克时会出现大脑反应迟钝、心律不齐、耳鸣等症状。

5. 咖啡、茶、柠檬茶、可乐等饮料都含有咖啡因，孕妇等不适宜人群每日摄取咖啡因的含量应低于 300 毫克。

6. 煮咖啡时应尽量缩短咖啡豆与水接触的时间，可以使用高压蒸气进行蒸煮。

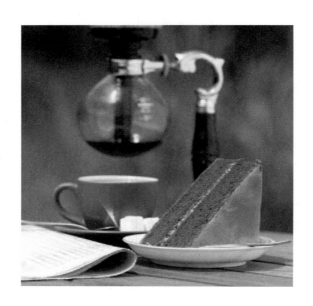

7. 虽然咖啡因是一种类似嘌呤类物质的生物碱，但它的代谢物并不是尿酸，所以痛风患者仍可以适量饮用含咖啡因的饮料。

8. 肠胃功能不佳者在喝咖啡时不要添加太多糖。

9. 咖啡会降低人体对铁元素的吸收，所以最好在饭前或饭后30 分钟饮用咖啡。

10. 糖尿病患者及身体肥胖者早餐前饮用咖啡会使血糖升高。患糖尿病和身体肥胖的人自身较难分泌出胰岛素，而咖啡因又会降低胰岛素的分泌，让体内的血糖值难以控制。

你是骨质疏松症的 高危人群吗？

随着年龄的增长，人体内的钙质会不断流失，迈入老年后骨骼变得疏松脆弱，骨质疏松症也成为发病率仅次于心脑血管疾病的"老年病"。骨质疏松容易导致手腕、髋关节、脊椎骨等部位发生骨折。此外，骨质疏松症患者的身高会变矮，严重者甚至会出现驼背。

成年人自 35 岁以后，骨骼中骨质损耗的速度加快，钙质也开始逐渐流失。尤其是进入更年期的停经女性或年龄超过 55 岁的男性，在没有充足的钙质补充的情况下，骨质密度迅速降低。进入老年后，骨骼硬度减弱，骨小梁量变少，骨头内部孔隙变大，导致骨骼无法承受身体重量，出现弯腰驼背。如果还受到其他疾病的影响，出现骨质疏松的时间可能会更早，情况也可能更严重。

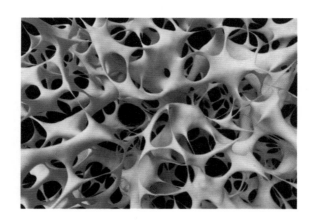

哪些人是骨质疏松症的高危险人群呢？

1. 老年人。

2. 吸烟、饮酒过量或咖啡等饮料饮用过量的人。

3. 长期卧床或缺乏运动的人。

4. 孕期钙质补充不足的女性。

5. 患有肝病、肾病、糖尿病、肾结石、关节炎等疾病，且长期服用药物的人。

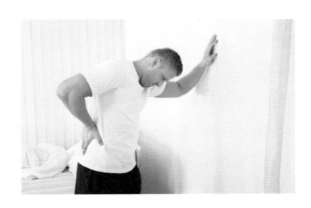

骨质疏松的一个重要原因就是缺钙。如果人体缺钙，除了会影响骨骼和牙齿的健康外，还会使人出现亢奋、神经质及心动过速等问题。

钙质是骨骼的主要组成部分，它的积累大部分是在 20 岁之前完成的。20 岁以后，钙的积累速度放缓；到 35 岁时积累停止，此时钙的含量达到顶峰；35 岁以后，钙质开始流失，骨骼渐渐变得脆弱。女性步入更年期后钙质会加速流失，如果入不敷出，骨质疏松的问题就会显现。相比女性，男性出现骨质疏松的时间会晚几年。但无论男性还是女性，一旦骨质流失严重，骨骼强度减弱，发生骨折的概率就会大大增加。

因此，骨质疏松症的预防就变得十分重要。

预防骨质疏松症有两大重点：

1. 均衡的营养

均衡的营养可以让身体得到足够的钙质。日常饮食中，多食用一些高钙食物，如发菜、黑芝麻、紫菜、小鱼干、牛奶、豆类食品、绿色蔬菜等，或服用钙片。

2. 适量的运动

运动可以促进骨骼血流量及耐受力，进而提高骨密度，并能改善身体的协调能力，减少跌倒发生的机会，避免意外伤害。

适当的运动，如散步、快走、骑脚踏车、球类运动、太极拳等，尤其是户外运动，通过阳光的照射可以活化维生素 D，有助于钙质的吸收。

骨钙营养素包括：

1. 钙

造骨及减缓骨质流失。

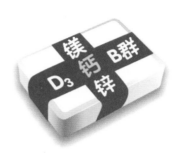

有助于维持骨骼与牙齿的正
常发育及健康。

有助于肌肉与心脏的正常收缩及神经的感应性。

2. 维生素 D

增进钙吸收、帮助骨骼与牙齿的生长发育、促进释放骨钙，
以维持血钙平衡。

可以降低髋骨骨折风险，缺乏维生素 D，骨骼会变薄、变脆
或变形。

3. 镁

是主宰骨骼是否容易脆裂骨折的最重要矿物质。服用钙质补
充剂，尤其是较高剂量时，较容易产生便秘的现象，最好合并服
用镁，可以有效帮助骨细胞对钙的吸收利用，而且可以降低肾脏
及尿路系统结石的患病危险。

依临床证实，钙与镁含量的黄金比例是 2∶1。

4. 锌

主要扮演骨骼形成的角色，DNA 的合成与伤口的愈合均需
要锌。

提高免疫力，有助于维持正常的味觉与食欲。

维持生长发育与生殖功能，增进皮肤健康。

5. 维生素 B_1

有助于维持正常的食欲。

帮助维持心脏、神经系统及皮肤的正常功能。

6. 维生素 B_6

增进神经系统的健康。

有助于红细胞维持正常形态。

7. 维生素 B_{12}

增进神经系统的健康并刺激成骨细胞，可以降低髋骨骨折风险。

有助于骨髓内的红细胞的形成。

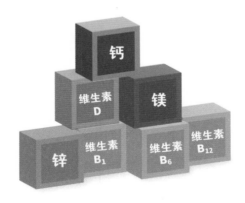

蔬果五七九，
健康人人有

　　癌症，这个词对现代人来说一点也不陌生。熬夜、暴饮暴食、透支身体等不良生活习惯威胁着我们的健康，也触发了身体内的致癌因子。美国一项研究报告指出，每天至少摄取 5 种蔬果的人，癌症的发生率是常人的一半，尤其是预防口腔、食管、咽喉、肠胃等部位的癌症表现更为明显。无论是世界卫生组织的全球营养战略，还是各国的健康饮食规范，"多吃蔬果"都被列入其中，成为人们的饮食标准。

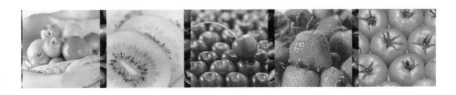

健康的饮食应做到少油炸、少烧烤、高纤维、低脂肪、多蔬果。对不同的人群来说，为了保持健康，应该遵循"蔬果彩虹五七九"的原则，即儿童一天摄取 5 种蔬果，女性一天摄取 7 种蔬果，男性则需要摄取 9 种蔬果。蔬果中含有大量的维生素、矿物质及植物纤维，此外，还有许多抗氧化的营养素（如维生素 C、维生素 E、类胡萝卜素等），它们对健康起着重要的作用，这也是近年来人们重视蔬果的原因。

扫码即可免费听课
你知道哪些食物可以
抗衰老吗?

蔬果大致可以分为 5 种颜色：绿色、橙黄色、白色、红色、蓝紫色。研究显示，蔬果中的植物性化学成分（简称植化素）具有多重防癌和抗癌效果，可以抑制正常细胞转变成癌细胞。所以，多吃蔬果可以降低口腔癌、胃癌、大肠癌等癌症的发生率。蔬果的选择和搭配也很重要，摄取时应做到"蔬果彩虹五七九"，即在蔬果的颜色和种类方面尽量丰富。同时，应控制红肉（猪肉、牛肉、羊肉）及油炸类食物的摄入量，加工类肉制品、腌渍食品、含糖饮料等也应减少食用。这些高糖、低纤维、高脂肪的高热量食物不仅会使身体出现肥胖的症状，更会增加罹患癌症的风险。

表 4–1　各类蔬果颜色分类表

		成分说明	健康价值	代表蔬果
	红	番茄红素可以阻止低密度脂蛋白氧化，减少心血管疾病发生，抑制癌细胞，保护淋巴细胞不受自由基的损害，并增强免疫力	降低癌症发生率，促进心脏健康，抗炎作用，提升记忆力，改善视力，促进尿道系统健康	草莓、蔓越莓、覆盆子、樱桃、西红柿、红椒、苹果、西瓜、石榴、火龙果、莲雾、红豆
	橙黄	橙黄色蔬果富含 B 族维生素、维生素 C、维生素 E 及 β–胡萝卜素，可提高免疫力。β–胡萝卜素有助于预防皮肤脱水和晒伤，也有清除自由基的作用	抗氧化，减少癌症发生，提高免疫力，降低胆固醇，降低脑卒中及心脑血管疾病患病风险，保护眼睛，减少紫外线伤害	葡萄柚、杧果、柑橘、柠檬、菠萝、木瓜、南瓜、红薯、胡萝卜、玉米
	绿	绿色蔬果是提供钙质的来源之一，对于素食者而言，可多食用绿色蔬果，增加钙质的摄取	降低癌症发生率，强健牙齿及骨骼，保持视力健康	西蓝花、小白菜、地瓜叶、菠菜、芦笋、芥蓝、青椒、奇异果、番石榴、青枣、豌豆

	成分说明	健康价值	代表蔬果
蓝紫	在蓝紫蔬色果中，特有的花青素对视力减退、眼睛疲劳或视网膜病变具有预防功效。颜色越深花青素含量就越高，效果也就越好	增强记忆力，抗老化，抗氧化，降低癌症发生率，保持泌尿系统的健康	蓝莓、葡萄、桑葚、黑莓、茄子、海带、梅子、紫甘蓝、红凤菜、黑豆、芝麻
白	带有呛鼻气味的白色蔬果富含具有抗氧化功能的硫化物，能够清除自由基，预防癌症发生。大豆皂苷可防止脂肪氧化，预防动脉硬化和高血压等疾病	降低癌症发生率，增强免疫力，稳定胆固醇指数，保持心脏健康	洋葱、葱、萝卜、大蒜、韭黄、花菜、白菜、茭白、冬瓜、香蕉、梨、桃、黄豆、蕈菇类、竹笋

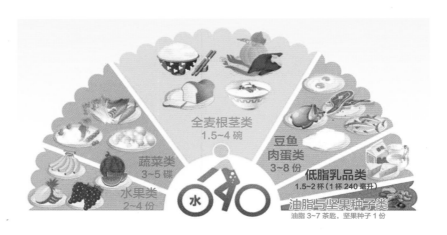

全麦根茎类
1.5~4 碗

蔬菜类
3~5 碟

水果类
2~4 份

水

豆鱼肉蛋类
3~8 份

低脂乳品类
1.5~2 杯（1 杯 240 毫升）

油脂与坚果种子类
油脂 3~7 茶匙，坚果种子 1 份

食用油加热的温度过高会产生致癌物，而且反复使用多次的油也含有大量致癌物质。部分经营油炸食品的餐饮店会将油连续使用数日，成本是节约了，但即便加入滤油粉来滤除渣滓，致癌物质还是大量存在。所以，为了健康，油炸食品应该少吃。

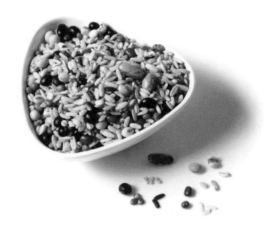

研究指出，食用油经过连续高温加热 6 小时后油脂发生化学反应，产生致癌物质。高温油炸、烧烤、煎烤食物时，蛋白质会发生变性，产生多环芳香族碳氢化合物（PAH）等致癌物，这些物质很可能与肠胃癌症有关。

为了远离癌症，日常饮食非常关键，病从口入说的就是这个道理。三餐以谷物为主食，可以帮助稳定血糖、保证肌肉与内脏器官组织中的蛋白质含量。选用高纤维食物，促进肠道蠕动，保持肠胃健康。口味清淡，不吃太咸的腌渍食品，每天钠的摄取量应该控在 2400 毫克以内。

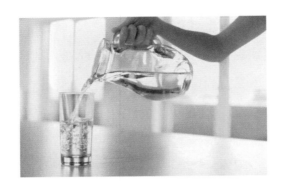

　　白开水是人体最健康的水分来源，应养成喝白开水的习惯。市面上的饮料含糖量高，经常饮用不利于体重及血液中脂肪的控制。小孩子喜欢用饮料解渴，饮料提供了一些身体所需的热量，所以常喝饮料的小孩子容易厌食和挑食，造成营养不良。

　　蔬菜应该多吃，但蔬菜的保鲜是有讲究的。台湾的一项研究发现，卷心菜如果没有放进冰箱，在常温下暴露 5 天产生的亚硝酸盐将会暴增 7 倍，是香肠的 3.5 倍以上。一些蔬菜在生长的过程中使用了氮肥，常温条件下放置经细菌分解容易产生亚硝酸盐，亚硝酸盐进入人体后会与胺类物质发生反应，进而出现致癌物亚硝胺。所以，我们要注意蔬菜的保存，才能吃得健康又安心。

指甲油
藏危机！

女性爱美，"指上功夫"花得可不少，经常能看到女性的指甲上涂着颜色鲜艳的指甲油。但需要注意的是，频繁使用指甲油不但会使指甲变脆、变黄，长期使用还会增加罹患乳腺癌的风险！

指甲油中含有大量的邻苯二甲酸酯，会干扰生物体的内分泌系统及功能，使男性女性化，并增加女性罹患乳腺癌的概率，所以在化妆品中是严禁添加邻苯二甲酸酯的。

根据美国华盛顿大学 2012 年对 5700 名女性血液及尿液中邻苯二甲酸酯浓度的检测结果，体内邻苯二甲酸酯浓度较高的女性平均约在 49 岁时就进入更年期，比正常平均年龄提早近 2 年。

除了邻苯二甲酸酯的潜在风险外，赵药师强调，指甲油中还可能含有甲醛、丙酮、乙酸乙酯、色素等大量化学添加物，对人体也有危害。

甲醛会引起慢性呼吸道疾病，增加鼻咽癌、结肠癌、脑瘤、细胞核基因突变的风险。如果怀孕女性过度暴露在甲醛浓度较高的环境中，吸收过多甲醛，可能造成胎儿心脑发育不全，严重的会导致胎儿畸形，甚至还可能导致流产。

指甲油含有的丙酮具有肝毒性，会对黏膜产生刺激，吸入后可能引起头痛。

指甲油中的乙酸乙酯虽然有助于指甲油挥发，但挥发后却会产生令人眩晕的刺激性气味，刺激人的眼、鼻和咽喉，长期吸入可能对神经系统及黏膜造成影响。

因此，爱美的女性想要避免患乳腺癌、呼吸道疾病、不孕症等疾病，除了挑选检验合格且有安全认证的指甲油产品外，减少涂抹指甲油的频率、避免过度接触对健康有害的物质，才是保持美丽、拥有健康的正确选择。

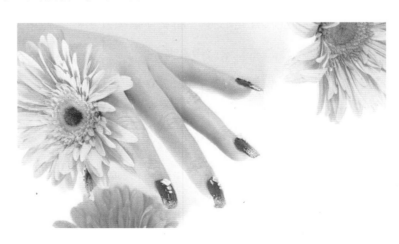

长期不吃早餐，会增加
患胆结石的风险

上班族每天早出晚归，工作忙，导致饮食不规律，尤其是早上的时间少，往往来不及吃早餐。

如果你有这样的习惯就要注意了，不吃早餐不但会使自己的注意力下降、打不起精神，长期如此，还会增加罹患胆结石的风险。

不吃早餐会增加罹患胆结石的风险，主要是因为不吃早餐会使胆囊无法顺利排出胆汁。事实上，胆囊在人体中扮演着非常重要的角色。胆囊不但能储存肝脏所分泌的胆汁，而且能在进食时经胆总管将胆汁释放到小肠中，促进胃肠道消化和吸收；同时，呈碱性的胆汁能中和胃酸，舒缓胃酸对胃肠道黏膜的刺激。

不吃早餐或等到中午才吃东西，进食时间太晚，将影响胆汁从胆囊中排出。胆汁未能及时排出，囤积在胆囊中会加重胆囊的负担，增加罹患胆结石的风险。同时，碱性的胆汁未能进入胃肠，使得胃中胃酸过多，进而增加罹患胃炎、胃溃疡、十二指肠溃疡等胃肠疾病的风险。

所以，早餐的重要性不言而喻。上班族工作忙碌，空闲时间少，但还是应该认真对待早餐，养成按时吃早餐的习惯。为了对得起自己的辛苦付出，挑选营养健康的早餐非常重要。早餐吃什么呢？天然的谷物、杂粮，蛋白质丰富的鸡蛋、牛奶，富含维生素和植物纤维的蔬菜、水果……有了这些，就能让自己一整天都精力充沛。

此外，吃早餐的时间也非常重要！吃早餐的最佳时间与前一天晚餐的用餐时间有一定联系。一般认为，早餐与前一天晚餐的用餐时间间隔以 12 小时为宜。早上起床后，胃肠还未完全醒来，此时应过半个小时，等消化系统开始运转后再吃早餐，这样能帮助胃肠道消化食物，也有助于胃肠道对营养物质的吸收。

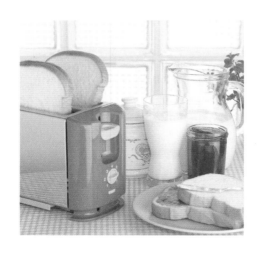

把握黄金期，让孩子"高人"一等

正值青春期的孩子，常常因为身高问题困扰不已，做父母的也焦虑万分。在盼着长高的同时，父母和孩子往往忽略了无法长高的原因。一般而言，长高的黄金时期是在尚未完全发育的时候，男性为19岁之前，女性为15岁之前。

想要长高，不仅要把握长高的黄金期，更要抓

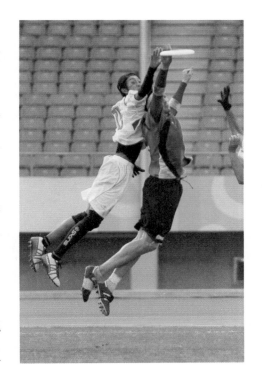

住长高的四要素：运动、睡眠、饮食均衡及营养素摄取。

1. 运动

通过运动的纵向拉伸，能刺激生长激素的分泌，促进骨骼发育，增强骨质密度。所以建议想要长高的青少年适度参加体育运动，跳高、打篮球、跳绳等都是不错的选择。

除了比较明显的拉伸运动外，带动身体伸展的运动，如健走、登山等也有助于长高。总而言之，想要长高，运动一定不能少。

2. 睡眠

充足的睡眠能帮助青少年长高。入睡后，脑下垂体快速分泌生长激素，入睡 2 小时后进入分泌的高峰期。为了保证充足的睡眠，建议青少年的睡眠时间不低于 8 小时，并且做到不熬夜，在晚上 11 点前入睡。充足的睡眠，是长高的关键。

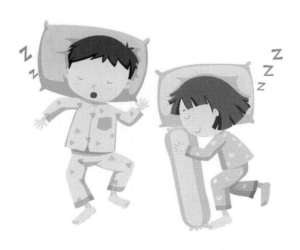

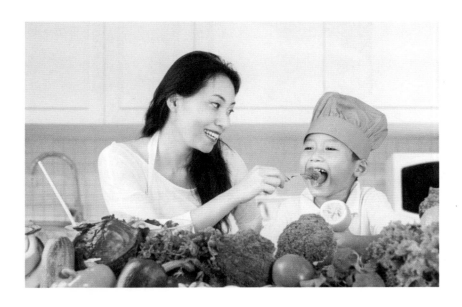

3. 饮食均衡

一般认为,想要长高只需补钙就行了,在此要纠正这个错误观念。其实只补钙是不够的,还需要均衡的饮食,蔬菜、水果、蛋白质等都不能少。蛋白质给孩子提供生长所需的营养素,蔬菜水果补充维生素,钙质强化骨骼……各类食物都不缺失,才能真正发挥"钙"的功效。

五谷根茎、奶类、蛋类、豆制品、鱼类、肉类、蔬菜类、水果类、油脂类等食物都是补给营养的来源,亦能减少钙的流失,促进钙的吸收。因此,每天除了一杯豆浆或牛奶外,更重要的是遵循"蔬果彩虹五七九"的饮食原则。长高的同时也要储存钙质,降低骨质疏松症发生的概率。

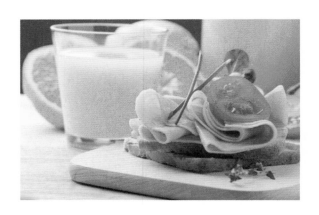

4. 营养素摄取

营养素的摄取是长高的又一关键要素。长高所需的营养素，如蛋白质、维生素 D、钙质等具有促进生长、维持健康、增强活力的功效。偏食、挑食等饮食习惯会导致营养素缺乏，建议可以通过适量服用维生素等保健产品来摄取，以确保身体获得足够的营养素。

很多人觉得想要长高要多喝牛奶以补充钙质，其实喝牛奶补充的主要是蛋白质。您可能会有疑问，长高和蛋白质、钙质之间有着怎样的关系呢？事实上，蛋白质能合成生长所需的生长激素，帮助孩子生长，而钙质的主要功能在于强化骨骼。

那长高只需要补充蛋白质就行了吗？其实，除了蛋白质的摄取，充足的维生素、矿物质及热量也是相当重要的。这些成分能确保蛋白质被充分利用来制造生长激素，而非提供能量来源或是变成脂肪。因此，建议喝牛奶时搭配饼干、面包、馒头等淀粉类食物一起食用，使蛋白质能更有效地发挥作用。

强力抗氧化物
α－硫辛酸

对抗自由基、抗氧化是时下流行的健康类词汇，然而，自由基究竟对人体有什么样的影响呢？举个例子，把自由基的堆积想象成堆高的积木塔，堆积的高度越高，积木塔坍塌的概率也越高。同样的道理，因不健康的生活习惯使体内自由基数量快速攀升，在超出身体负荷的时候，疾病就悄悄到来了。

自由基是怎么来的？

自由基是人类疾病的罪魁祸首，它可以通过制造能量、化学物质、污染物、紫外线辐射、过度劳累、疾病等途径在体内生成，并逐渐堆积。

制造能量的过程中，人体内部会遭受一定的破坏，出现一些不安定的"破坏分子"，损害细胞结构，这一切就是自由基所为。无论是在人的体内，还是在周围环境，都存在大量自由基。

研究证实，当自由基在人体内堆积到一定数量时会使人产生过敏的症状，继续堆积则可能导致癌症、心脏疾病、老年疾病等疾病的出现。所谓老年疾病，包含阿尔茨海默病、帕金森综合征、糖尿病、白内障、关节炎等。其实，对老年疾病而言，自由基就是促使身体老化的元凶。

因此，控制自由基的堆积数量，提高身体的抗氧化力，可有效延缓身体衰老的速度。通过饮食获取大量的抗氧化物，或补充抗氧化物补充品，以提升身体的抗氧化力。

就像世间万物相生相克的道理一样，人体会产生自由基，当然就有对抗自由基的机制，也就是抗氧化物。自由基是过氧化物，抗氧化物与自由基抗衡能达到对抗自由基的功效。因此，为了避免身体堆积过多的过氧化物，我们可以采用补充营养品的方式。那到底补充什么才能有效提升身体的抗氧化力呢？下面将介绍一种大众接触较少的超强抗氧化剂。

α–硫辛酸（Alpha-Lipoic Acid）堪称抗氧化物的奇迹，它也是目前已知的最强的抗氧化剂。α–硫辛酸具有特殊的化学结构——双硫键，是唯一一种同时具有水溶性和脂溶性的物质，可以同时在细胞膜（脂溶性）和细胞质（水溶性）间自由进出，这也使得它捕捉自由基的能力大大提升。

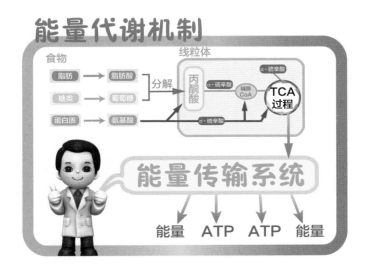

α-硫辛酸对我们来说或许还比较陌生，但事实上它在日本、美国、欧洲的应用已有50多年的时间，安全性还是值得肯定的。在治疗方面，α-硫辛酸主要用于治疗糖尿病并发症、神经损伤所引发的周边神经病变等疾病。此外，研究显示，α-硫辛酸在脑卒中和心脏疾病的预防和治疗方面也有不错的效果。

目前，α-硫辛酸主要用于：

1. 预防脑卒中及与脑卒中有关的脑部损伤，在早期可防止脑部缺血。

2. 缓解因神经病变引起的疼痛。

3. 辅助丙型肝炎的治疗，具有解毒的功效。

4. 降低罹患与吸烟相关疾病的风险，是"瘾君子"的救治良方。

5. 增强身体免疫力，对抗放射性毒素。

6. 延缓老化，提高记忆力。

7. 防癌、抗癌。

8. 美白肌肤，加速肌肤代谢，抑制斑纹的生成 。

获得 α–硫辛酸的途径有很多，可从菠菜、西蓝花、西红柿、卷心菜等食物中摄取，也可通过营养补充剂即保健品获得。在选购保健品时，应当慎重考虑保健品的安全性和有效性，选择通过审核并符合安全规范的厂商生产的产品，进而达到保健的实质意义。

虽然我们无法阻止时间流逝，无法阻止身体变老，也很难阻止不良商家在产品中添加危害健康的添加剂。但是，我们可以利用抗氧化物把自由基导致的损害降至最低，以减轻身体负荷并延缓老化。

防范登革热最有效的方法
是彻底清除病媒滋生源

  登革热是一种由登革病毒引起的急性传染病，且病毒会通过蚊子传播。作为病毒传播媒介，蚊子对叮咬对象没有选择性。登革热病毒一旦进入社区，且周围的环境适合病媒蚊生存，那就有暴发登革热的可能。

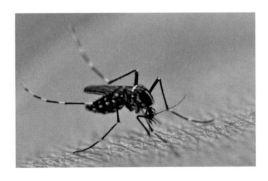

  所以，我们平时应提高警觉，做好病媒蚊滋生源的清除工作。此外，平时也应了解登革热的症状知识。由于目前没有治疗

登革热的特效药物，所以患者在感染登革热后应听从专业医生的嘱咐，做到多休息、多喝水，并适时服用退热药。如果按照医生的嘱咐认真执行，患者通常在感染两周后可痊愈。

传播登革热的病媒蚊主要有埃及斑蚊和白线斑蚊，这两类蚊子喜欢栖息在室内的人工容器上，尤其是有积水或潮湿的地方。发生叮咬的高峰期一般在日出后的 1~2 小时及日落前的 2~3 小时，这段时间如果到户外活动应尽量穿着长袖衣物，做好保护措施。赵药师提醒：家中安装纱窗、纱门，睡觉时挂蚊帐，清除不需要的容器，把暂时不用的容器倒放等措施都能减少蚊子的叮咬。此外，还应做到定期打扫阴暗处，进入户外环境时尽量穿着浅色长袖衣物，必要时还可涂抹防蚊药剂。

清除病媒蚊滋生源有四大诀窍，即巡、倒、清、刷。

巡——检查室内可能积水的容器；

倒——倒掉容器内的积水；

清——清理不需要的容器；

刷——使用的容器要清洗干净，去除虫卵。

目前市面上的防蚊液产品主要分为具有药品许可证的防蚊液及精油类防蚊产品两大类。

具有药品许可证的防蚊液成分中含有 DEET（避蚊胺），建议需长时间待在户外或至蚊虫较多的地方时选用此类产品。从安全的角度来看，如果皮肤有伤口或出现发炎的状况，建议不要使用此类产品。

精油类防蚊产品中精油的种类主要有香茅精油和柠檬胺精油，属于普通商品，如市面上常见的草本防蚊精油、防蚊喷雾及防蚊手环。然而，这些产品具有较强的挥发性，需多次补充使用才能发挥作用，防蚊效果不是很明显。

天然防蚊液是一种主要成分为植物精油的防蚊产品，常见的植物精油多来自香茅、天竺葵、尤加利、白千层及丁香等植物，这些植物的精油具有驱虫的特性。天然植物成分的防蚊液使用的有效时间较 DEET 类防蚊液短，但安全性较 DEET 类防蚊液高。

不同的植物具有不同的特性：香茅可用于驱赶蚊虫；天竺葵具有杀菌、抗感染、驱虫、消缓炎症的作用；尤加利可消毒、杀菌、除虫，缓解昆虫咬伤疼痛；白千层能消灭皮肤表面的真菌和细菌；丁香具有消肿止痛的特性；荆芥具有抗菌和消炎的作用。

在使用防蚊液时应注意以下事项：

1. 若帮小孩涂抹防蚊液，应避免小孩误食。

2. 防蚊液应置于小孩拿不到的地方。

3. 皮肤有伤口或发炎时，最好不要使用。

4. 涂防蚊液外出回家后应将防蚊液洗净。

还需要注意的是，某些标有"天然植物精油配方"的防蚊液由于其效果及不良反应并无文献依据，因此并非代表安全，消费者购买前应咨询专业药师。

流感与我若即若离的危险关系

《流感》是一部 2013 年上映的韩国灾难电影，讲述了致命流感暴发后被困于城市无法逃脱的人们为生存而挣扎的故事。流感的可怕性在于其暴发后流行迅速，传播范围广泛，还伴有严重的并发症。

拿真实的案例来说，我国自 2013 年 3 月起陆续出现了人类感染 H7N9 流感病毒的病例，病例的临床表现早期多为发热、咳嗽等呼吸道感染症状，后期则发展为肺炎和呼吸困难等严重病症。H7N9 流感病毒的传染途径目前还有待确定。一般来说，禽流感病毒存在于受感染禽鸟的呼吸道飞沫颗粒及排泄物中，人类主要是通过接触并吸入禽流感病毒颗粒而感染。

流感的症状多为发热、头痛、肌肉痛、疲倦、流鼻涕、喉咙痛及咳嗽，部分感染者还伴有腹泻、呕吐等症状。

流感的预防非常关键，日常生活中应注意以下几点：

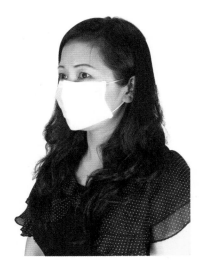

1. 目前尚未出现可有效预防流感的疫苗，因此平时应养成良好的个人卫生习惯，注意饮食均衡，并适当运动，增强身体免疫力，以保持身体健康。此外，勤洗手也非常重要，应避免触碰到眼、鼻、口等黏膜。

2. 保持空气流通，咳嗽、打喷嚏时应遮掩口鼻。若出现发热、咳嗽、喉咙痛等呼吸道不适症状应及时就医，停止正常的上班或上课安排。

3. 不饲养来源不明或走私的禽鸟，避免接触禽鸟及其排泄物。如果不慎接触，应立即用肥皂水彻底清洗。

4. 肉品及蛋类应完全煮熟后再食用，处理生鲜肉品及蛋类后立即洗手，刀具、砧板也应彻底清洗。

5. 避免到生禽宰杀场所、养禽场及活禽市场。

6. 口罩是居家常备物品，应适量准备。

过去已经出现过了 SARS、H1N1、H7N9，今后还可能会出现新的流感病毒。生活中能接触到的物品（如电梯按键、门把手）都可能有病毒附着，所以在尚未彻底清洁手部前，养成不揉眼睛、不摸口鼻的习惯。携带病毒者咳嗽或打喷嚏时所产生的飞沫会变成传染源，病毒经由呼吸道散布到空气中后会附着在物体上。当人接触了这些物体后，若没有先洗手就直接揉眼睛、挖鼻孔、抠牙齿，将病毒运送到眼睛、鼻腔、口腔的黏膜组织上，就有可能造成间接感染。因此，有类似感冒症状的人一定要主动戴口罩，并养成勤洗手的习惯。

挥别
雾霾的困扰

在台湾，气喘、过敏、鼻炎、干眼症、结膜炎等疾病的患病率逐年攀升，近期更是增加了三成。对此，赵药师指出，雾霾可能是诱发疾病的元凶之一。

霾在大气科学上的定义为悬浮于空气中的尘埃或颗粒。当悬浮尘埃过多导致能见度受影响时，就会形成霾。就地理位置而言，台湾位于东亚季风环流的下风处，因此空气质量会受到很大影响。

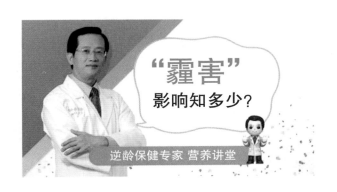

"霾害"
影响知多少？

逆龄保健专家 营养讲堂

雾霾对健康的影响巨大，除了引起呼吸道疾病（咽喉炎、肺气肿、哮喘、鼻炎、支气管炎等）外，还有三种危害需要大家提高警惕。

1. 影响睡眠质量

雾霾的出现导致空气质量不佳，此时人容易产生咳嗽、打喷嚏等症状。白天疲劳嗜睡，影响正常的工作和学习；晚上鼻子堵塞，给睡眠造成很大影响。

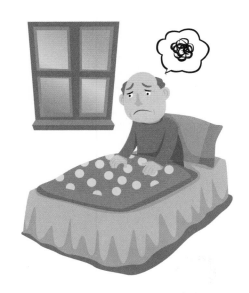

2. 增加患眼疾的风险

雾霾还会对眼睛健康造成影响。当雾霾天气出现时，眼睛红肿、眼睛痒、过敏性结膜炎、结膜下出血等症状都可能与雾霾有关。对此，建议干眼症患者增加人工泪液的使用次数，戴隐形眼镜者则要加强眼睛清洁，同时缩短戴隐形眼镜的时间，改为戴一般眼镜。

3. 增加患肝癌的风险

台湾几所大学和研究机构共同研究发现，长期暴露在高浓度的 PM2.5（细颗粒物）环境下罹患肝癌的可能性会增加 20%。2015 年 12 月，这项研究刊登在美国国家癌症研究院的期刊上，证实了 PM2.5 会引发心血管疾病、呼吸道疾病。更为严重的是，细颗粒物会经由肺的微血管进入血液，产生全身性的发炎，进而导致肝脏出现炎症，最终形成肝癌。

为此，赵药师建议大家在雾霾预警期间出门应尽量戴上口罩，并配戴宽边太阳镜；减少在户外运动的时间，并避免在户外进行剧烈运动；从户外回到室内后应将手和脸部清洗干净。此外，当出现鼻塞、流鼻涕、久咳不止、打喷嚏等症状时，应及时到医院就诊。

冷敷还是热敷，你真的知道吗？

生活中难免发生意外，一不小心发生磕碰就会造成淤青。想让淤青退散，该冷敷还是热敷呢？很多人搞不清楚。赵药师告诉大家，淤血是因为血管遭受碰撞后出现伤口，血块进而将血管的伤口堵住，而已经溢出血管外的血液就形成了淤血。但是不用担心，即使不揉、不擦药，过 7 天左右淤青也会完全散去。需要告诉大家的是，出现淤青时应该冷敷，而不是热敷！

赵药师提醒，出现淤青时千万不要热敷！热敷会让血管扩张，导致肿胀现象更为严重。此外，也不能对淤青进行搓揉，搓揉会使组织伤得更严重。当不慎磕碰造成淤青时，正确的做法是立即进行冷敷。冷敷可以帮助血管收缩，达到及时止血的效果。热敷则应在 72 小时后再进行，此时血管的伤口已经愈合，热敷能加速血液循环，使循环变得通畅，加速复原。

冷敷多用于受伤时的应急处理，可以减少淤血肿痛。一般情况下，轻微的受伤只需冷敷一天即可，但对于比较严重的受伤则需要更长的时间，冷敷也应一直持续到肿胀消失为止。冷敷除了能降低体表温度外，还会使血管收缩，降低新陈代谢，从而达到减轻疼痛、控制炎症的效果。

与冷敷不同，热敷多用于伤病的恢复期。热敷会使体表温度升高，血管舒张，提高身体代谢速率，并且促进局部循环，有效提升组织的自愈能力。

赵药师还提醒，在运动前可以进行热敷，把它当作热身的一部分；运动后进行冰敷，可以减少剧烈运动后可能产生的微创伤。当运动后感觉肌肉疲劳、酸痛，选择泡热水澡可以帮助肌肉组织排出乳酸，并使肌肉得到放松。

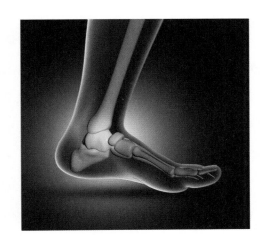

爬楼梯时膝盖痛，
应该如何改善？

　　每次天气变坏膝盖就会隐隐作痛，尤其是在爬楼梯时症状更为明显。爬楼梯时膝盖痛该怎么办？又该如何保养？对此，赵药师表示，除了向专业医生寻求帮助外，患者更应该从日常生活中的保养做起。

　　因为柔软度不好，或是关节退化，在活动的时候关节处的韧带和骨头产生摩擦，进而导致退化性关节炎。关节发生病变的地方是两个骨头的关节接触面，也就是关节软骨。关节炎的主要症状是关节部位疼痛、僵硬、肿大或变形，甚至在活动关节时能听到摩擦的声响。

　　膝盖的日常保健方法有很多：保持标准体重，可以减少膝关节的负担；不提重物；减少爬楼梯及蹲跪姿势；避免长时间站立或行走，必要时用拐杖辅助。

说到日常保健，其实运动才是最好的保健方法。赵药师表示，关节的保养应该从调整生活习惯做起，进行适当的运动。上了年纪的人建议调整运动形式，进行温和运动，如太极、游泳、自行车、散步，避免爬山、慢跑、网球、篮球等剧烈运动。饮食方面，可多摄取胶质含量丰富的食物，如鸡爪、海带、海参、牛腱。不少体重过重的关节炎患者在减肥后关节炎不治而愈，所以控制体重也能减少退化性关节炎的发生。

　　退化性关节炎的运动疗法如下：

　　1. 加强大腿肌肉力量，可做抬腿运动。躺着（也可坐着）时将腿抬高，用力将膝盖伸直，大腿肌肉用力维持伸直，持续5秒后慢慢放下，每天坚持做100次。

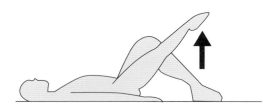

　　2. 坐着的时候取一条毛巾将其卷起后置于大腿下方，腿慢慢抬起伸直。膝盖部位用力下压，使大腿前方肌肉保持紧绷，持续约10秒后缓慢放松。锻炼时两腿交替进行，每天每侧做20次，有助于肌力训练，更有助于关节保养，并维持关节灵活度。为了加强肌肉训练，锻炼时也可在腿上增加重物。

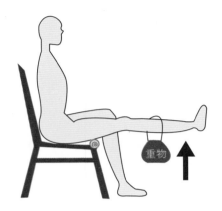

此外，氨基葡萄糖对退化性关节炎的治疗有一定的帮助。然而，市面上的氨基葡萄糖产品良莠不齐，患者很容易购买到氨基葡萄糖盐酸盐产品，而科学研究仅证实氨基葡萄糖硫酸盐才真正具有疗效。因此，患者在购买此类药品前应咨询专业药师。

食用剩菜剩饭等食物
可能引发食物中毒

吃不完的饭菜丢掉觉得可惜，隔夜加热后又担心细菌滋生、营养流失。赵药师提醒您：剩菜处理不当隔天食用可能会引发中毒，正确的处理方式是将剩菜冷却到常温后放入冰箱。米饭更是不能放在常温下隔天食用，也应冷却后放入冰箱。在加热剩菜剩饭时，要将饭菜均匀加热，避免使用受热不均的微波炉。

根据 BBC（英国广播公司）的报道，英国每年有 100 万人发生食物中毒，其中半数中毒者是因为吃了夏季烤肉及圣诞节后的剩菜，而这些食物中的弯曲杆菌是导致中毒的主要凶手。在英国超市售卖的鸡肉中，65% 的鸡肉含有弯曲杆菌。这种细菌可在厨房工作台存活数小时，并扩散到其他地方。因此，从市场上买回来的鸡肉应先进行处理，处理完成后将手和厨具彻底清洗干净，再利用烹煮的方式将细菌杀死。

如果出现剩菜剩饭，赵药师建议先用保鲜膜将剩菜剩饭封好，常温下放置，等剩菜剩饭冷却后再放入冰箱中。如果直接将热的饭菜放进冰箱，便会使细菌在冰箱内滋生，影响其他食物。此外，加热剩菜剩饭时温度应高于 60 摄氏度，并使饭菜均匀受热。

隔夜食物可能存在微生物繁殖，若妥善进行处理，微生物就不会分解出有害毒素。另外，剩菜剩饭还容易产生亚硝酸盐。一些绿叶蔬菜含有较多的硝酸盐类，这些硝酸盐来自其生长过程中施用的肥料和土壤。硝酸盐本身对人体是没有害处的，但经细菌分解后，剩菜中的硝酸盐会形成亚硝酸盐，食用后经过肠内细菌分解，会生成致癌物质亚硝胺。所以，剩菜剩饭应该妥善处理，才能吃得安全又健康。

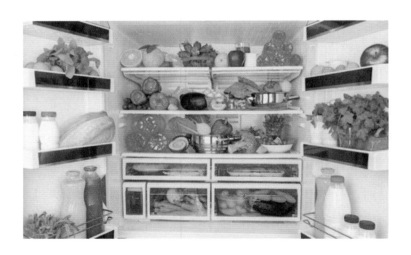

5

第五章
"三高"及神经性疾病

　　当前社会科技高度发达，人类物质生活水平达到了前所未有的高度，各方面的发展都取得了巨大的成果。但是，人类也面临着非常棘手的问题。老子云：五色令人目盲；五音令人耳聋；五味令人口爽；驰骋畋猎，令人心发狂。物质越是发达，人的精气神就越可能出问题。欲望难以满足，终日生活在高压之下，步履匆匆，琐事缠绕，生活节奏过快，饮食不规律，作息时间颠倒，这些都给现代人的生活和身体蒙上了阴影。

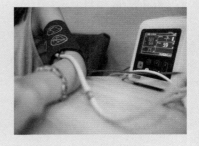

"三高"是现代人最常见的文明病，三高即高血压、糖尿病及高脂血症三种疾病的统称。目前，"三高"的治疗方式中，药物治疗的效果最好，但是药品吃多了难免出现不良反应。所以，预防和治疗"三高"还是要从规律作息、正常饮食、适当运动着手。

我们先来说说高血压。高血压患者在早期是没有明显症状的，而查出患高血压通常是因为其他疾病或量血压时发现的。高血压患病初期多数人会有头晕目眩、脖子酸痛、肌肉神经痛等症状，然而这些症状却常常被忽视或被认为是其他疾病。高血压是隐形的杀手，当你出现全身疲倦、头痛且严重失眠等症状时，疾病往往已经对你的心脏、大脑及肾脏造成了伤害。

为了控制血压，这里有个控压口诀：一量二记三服药。"量"

指的是每天量血压，"记"指的是记录血压值，"服药"指的是按时服药。只有坚持做到这三点，才能达到控制、稳定血压的目的。

造成血压升高的原因有很多，抽烟、钠盐摄入过多、运动不足、过度饮酒、身体肥胖、压力过大等因素都会引起血压升高。此外，受其他疾病，如高脂血症和糖尿病的影响，血压也会出现升高。

血压居高不下，想要让血压降下来，除了靠药物维持外，调整生活方式对控制并稳定血压至关重要。首先，戒烟戒酒是需要高血压患者强制执行的；其次，饮食应该以清淡为主，少吃盐，少吃油，多吃纤维含量高的蔬果；再次，适当运动，控制体重；最后，调节生活压力，进行自我放松。以一个积极、健康、向上的心态去面对高血压，血压就一定会降下来。

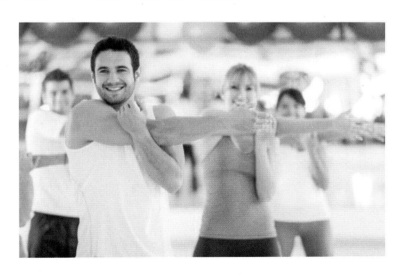

再来说说高血糖。高血糖常常和糖尿病联系在一起，多数人在发病初期没有明显症状。但随着时间的推移，病情加重后血糖逐渐升高，患者逐渐产生多饮、多吃、多尿的"三多症"，而且出现易疲劳、视力模糊、体重减轻及伤口不易愈合等症状。

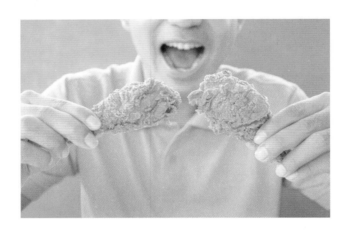

　　如果饭前血糖值大于1400毫克/升或饭后2小时血糖值大于2000毫克/升，那就很可能是糖尿病。当然，血糖控制的情况不能只看空腹或饭后的血糖值，长期血糖控制指标——糖化血红蛋白才是关键。

　　糖尿病如果控制得不好，患者会出现视力模糊、失明、肾功能下降等症状，严重的甚至还需要血液透析。此外，糖尿病患者因脚部伤口无法愈合而导致截肢的案例时有发生，所以控制血糖就是挽救生命！

　　最后是血脂升高。血脂升高是指血液中的胆固醇、低密度脂蛋白或三酰甘油含量超出正常值的症状。每个人的正常值是有差异的，要根据个人的年龄、疾病史及家族史进行判断。

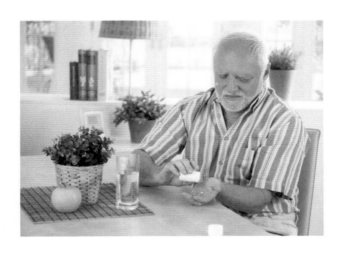

出现高脂血症的原因分为先天性原因和后天性原因两类。先天性的高脂血症是无法避免的，遗传体质决定了疾病的发生。人们更关注的是后天性的高脂血症。高脂血症的出现可能会受其他疾病的影响，比如甲状腺功能低下、肝病、糖尿病、肾病等疾病就可能诱发血脂升高。此外，不健康的生活方式更容易导致血脂升高，如饮食中摄取过多的热量、饱和脂肪酸或胆固醇，抽烟喝酒，滥用药物，这些都容易导致血脂升高。

高脂血症是现代人的文明病，也是诱发心脑血管疾病的主要原因。当血液中的脂肪含量过高时，脂肪会堆积在血管壁上，使血管逐渐硬化、变窄。所以，如果是负责给心脏供血的血管发生硬化，就会出现一系列心脑血管疾病，如心肌梗死、心绞痛、动脉硬化及脑卒中等。

"三高"如果控制得不好，就需要进行长期治疗。患者遭受疾病痛苦的同时，家庭也承担着巨大的经济压力。

为了摆脱这些困扰，"三高"的预防比治疗更重要：

1.定期测量血压、血糖、胆固醇，随时掌握"三高"数值，做到心中有数。

2.养成健康的生活方式，清淡饮食，戒烟戒酒，规律作息，适当运动。

3.如果发现数值偏高，应及早进行治疗。

糖尿病
控制的重要性

　　糖尿病又称三多症，是一种慢性疾病，患病后需要长期治疗。目前糖尿病已经不再是老年病了，有年轻化的趋势。

　　为什么会得糖尿病呢？正常情况下身体会将吃进去的淀粉类食物分解并转化成葡萄糖，为身体提供能量。胰岛素是由人体胰脏分泌的一种激素，它可以协助葡萄糖进入细胞内提供热能。糖尿病患者因胰脏功能丧失，使得胰岛素分泌困难，导致葡萄糖无法充分进入细胞内。残留的葡萄糖在血液中使血糖浓度升高，而部分葡萄糖进入尿液中，进而形成糖尿病。

　　血红蛋白是红细胞中的一种蛋白质，也叫血色素，它的主要功能是将氧气送入组织，并将二氧化碳带离组织。葡萄糖可以附着在血红蛋白上，形成糖化血红蛋白，而且，葡萄糖附在血红蛋白上不易脱落，直到红细胞被破坏为止。

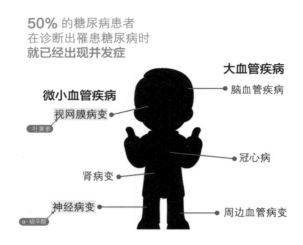

50% 的糖尿病患者
在诊断出罹患糖尿病时
就已经出现并发症

微小血管疾病

大血管疾病

视网膜病变 ──── 脑血管疾病

叶黄素

冠心病

肾病变 ────

神经病变 ──── 周边血管病变

α-硫辛酸

　　糖尿病患者如果没有控制好血糖，就容易引起并发症，如心血管病变、肾功能衰竭、周边神经病变、视网膜病变。目前，糖尿病的制剂有胰岛素分泌促进剂和糖质生成抑制剂，是主流的治疗方式，能有效控制 2 型糖尿病。但是，目前临床应用上仍缺乏既能直接增加外周组织（如骨骼肌）葡萄糖的转运，又能选择性地抑制脂肪组织增生的葡萄糖运送激活剂，这种葡萄糖运送激活剂如果能与传统药物或胰岛素结合使用，治疗效果将会更加显著。

　　糖尿病患者日常生活中应该清楚以下事项：

　　1. 血糖的控制需要饮食、运动及药物三方面共同配合。

　　2. 暴饮暴食会使血糖升高，造成糖尿病酮症酸中毒，而导致昏迷；任意减少饮食或增加药量则会使血糖过低，造成休克。

3.糖尿病患者应随身携带果汁，出现低血糖症状时可以及时补充，切记不能用喝糖水替代。

4.糖尿病患者要注意保暖，洗澡时不要将水温调得过高，避免烫伤。

5.由于糖尿病患者自身免疫力较差，伤口不易愈合，所以必须特别注意防止皮肤受伤。

6.糖尿病患者在剧烈运动后如果未摄取食物，初期可能会出现饥饿、发抖、冒冷汗、心跳加速、无力、头晕、口干唇麻等症状。若病人意识清楚，应及时补充适量易吸收的含糖食品。

7.在临床治疗上，抗糖尿病制剂的使用没有标准的方式和剂量，糖尿病患者的空腹血糖值及糖化血红蛋白百分比需要进行多次测量，再根据测量值匹配用药剂量，以达到最理想的控制效果。

总而言之，糖尿病的预防胜于治疗。避免疾病上身，最重要的是要养成良好的生活习惯：控制体重，多吃蔬菜水果，少吃油炸类食物，戒烟戒酒，适当运动。除了体重和血压可以自行测量外，血糖和血脂要抽血测量才能得出结果，所以糖尿病患者要定期进行体检，并向专业人员咨询。

神经的病不是"神经病"

　　你可能经常听到"神经"这个词，但当它代表身体某个领域时，你又了解吗？很多人存在"为什么会产生神经痛""为什么会有神经炎"的困惑。由于缺乏保养神经的知识，当面临突如其来的神经病变时，人们往往不知所措，找不到应对的方向与途径。

　　神经系统分为中枢神经系统和周围神经系统，神经科处理的问题也分成两大部分：一个是大脑和脊髓，即中枢神经；另一个是"神经病"，也就是周围神经系统疾病。

　　周围神经病变包括以下三类：

　　神经炎。当神经轴突及其覆盖保护的髓鞘（主要为蛋白质和脂肪）的化学结构发生变化，神经组织的主体神经元细胞及胶质细胞出现退化时，神经的轴突会萎缩断裂，髓鞘会肿胀脱落，而且神经组织的微循环系统也会受损伤。这种现象会引起神经压迫、感觉异常、麻痹及反射消失等症状，也就是神经炎。

神经痛。神经组织的轴突及髓鞘发炎，会导致神经末梢突出的神经传递出现障碍，神经代谢发生异常。这种情况除了影响神经的正常传导外，更会沿着神经的走向产生一阵一阵的疼痛反应，此为神经痛。

周围神经病变。末梢周边感觉及运动神经元细胞受损会导致神经传导轴突变细、萎缩，同时轴突的外皮组织即髓鞘也会剥落破损。因而神经组织的结构发生变化，供氧量下降，代谢功能及传导效率也一并发生改变，并引发全身神经刺痛、烧灼感、酸麻、失觉等临床表征，此即为周围神经病变。

按诱发原因的不同，神经病变可分为：

1. 老年退化性神经病变。

2. 自体免疫疾病诱发性神经病变。

3. 糖尿病多发性神经病变。

4. 脊椎及关节退化或压迫性神经病变。

5. 手术、机械损伤性或运动伤害性神经病变。

6. 药物诱发性神经病变。

7. 酒精性及肝功能障碍性神经病变。

8. 脑卒中或颅脑外伤性神经病变。

9. 视网膜退化剥离及受损性视神经病变。

10. 营养失调性神经病变。

在治疗神经病变的过程中应该针对具体症状进行治疗，避免出现并发症，治疗时关注血糖值，并以正常血糖值为目标。

神经组织病变从初发到恶化可以分为 3 个不同阶段，每个阶段的临床表现各有不同。第 1 阶段：末梢神经纤维出现疼痛，有烧灼感；第 2 阶段：髓鞘出现酸痛和发麻，按压会有疼痛感；第 3 阶段：髓鞘出现病变发炎，患者肢体僵硬，甚至瘫痪。

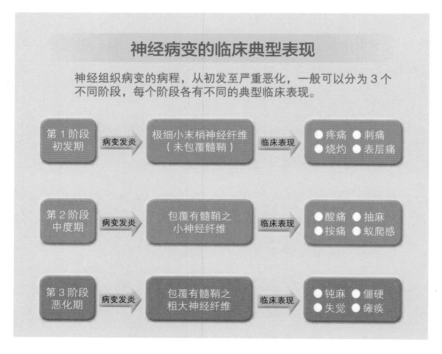

治疗神经病变一般只能通过传统手段进行缓解。多发性神经

病变药物中的 B 族维生素、消炎止痛剂、肌肉松弛剂、镇静剂、抗抑郁剂等仅对正常神经组织代谢有帮助，对已经受损退化的神经无明显效果。然而用卡马西平、加巴喷丁、奥卡西平等药物来缓解神经病变引起的疼痛，又将面临不良反应的困扰。

糖尿病引发的神经病变的预防和治疗

糖尿病不仅会增加患者罹患"三高"的概率,更会引发神经病变。因此,本节将重点介绍如何对糖尿病引发的神经病变进行保养。通过适当的保养、定期的追踪、专业的治疗、细心的看护,可以让病人重获健康。

虽然近年来有不少临床试验报告发表,但对于糖尿病神经病变这类缓慢发展的疾病而言,目前还没有突破性的药物可以治疗。一些新药在临床试验中有不错的效果,然而还需要进一步的研究来印证。即使有新的镇痛剂出现,但对于糖尿病神经病变的慢性疼痛来说,目前仍然无法解决。

药物疗法包括两个方面,一方面可以缓解疼痛症状、改善生活质量,另一方面则可以减缓神经病变的恶化。

当感觉运动功能出现障碍的时候,患者应及时向神经科专业医生寻求帮助，进行检查确认。虽然市面上很多止痛药都能达到止痛的效果，但也有耽误病情的可能，因为很多疾病都有可能引起神经病变。只有早期发现，并确认病因，才能得到较理想的治疗效果。

糖尿病引起的非酶促蛋白质糖基化会诱发身体各部位蛋白结构的改变，这是由于葡萄糖与蛋白质产生糖基化作用后，形成糖化产物并囤积在神经组织及血管壁内皮组织，因此蛋白质结构变性是造成神经病变的主要原因之一。

有超过25％的糖尿病患者患有对称性多发性末梢神经病（简称DSP），它会严重影响病人的生活质量，同时也会大大提高死亡率。临床研究统计发现，有39％的DSP患者在未接受任何治疗措施的情况下病情出现持续恶化。DSP患者，由于神经组织严重受损，导致神经髓鞘脱落，轴突萎缩变细，甚至断裂。其临床典型表征可分为初发期症状及后期症状。

DSP初发期的症状多为身体局部出现酸麻、刺痛、僵硬的现象，四肢末梢、手臂、腿部较容易出现。DSP到后期症状则变得严重，患者背部出现酸痛，手脚皮肤干燥皲裂，角质增厚，皮肤颜色暗沉，甚至还可能四肢丧失知觉。此外，糖尿病神经病变是造成糖尿病患腿部溃疡、坏死及截肢的主要病因。

对称性多发性末梢神经病可能会产生令人难以忍受的神经痛，不仅影响患者的生活质量，还会增加患者的死亡率。流行病学研究显示，抽烟、酗酒、心脑血管疾病、胆固醇过高等因素都会加速糖尿病性神经病的恶化。

根据美国、德国、日本最新的临床研究结果，从临床的观点来看，α-硫辛酸具有特殊的双硫键化学结构，能穿透血脑屏障，是一种强力抗氧化神经结构安定剂。

硫辛酸在美国、欧洲及日本的运用已经五十多年了，在治疗糖尿病并发症方面被证实安全有效，同时还能缓解因神经伤害引起的周边神经病变。此外，研究还显示，硫辛酸能有效预防脑卒中及心脏疾病。

糖尿病神经病变是糖尿病常见的并发症之一，它可能造成多种不同类型的神经病变，同一个患者也有可能同时患有多种神经病变。因此，针对不同患者应采取不同的治疗方式。

远离常见的
神经病变疾病

　　白天长时间使用电脑打字，点击鼠标，下班后继续上网聊天、购物，过度疲劳，坐着、躺着姿势都不对，这是很多年轻人的生活写照。频繁使用手部，再加上坐姿不正确，导致手部发麻、背部疼痛等问题出现。当出现这类问题后，有些人误以为是血液循环不畅所致，却不知这些是神经病变引起的问题。包括腕管综合征、腰椎间盘突出等，都是目前常见的神经病变疾病。

　　1. 腕管综合征

　　腕管综合征是一种常见的职业病，多发于电脑（键盘、鼠标）使用者、职业钢琴师、木匠等需要做重复性腕部活动的工作人员，且女性患此疾病的概率是男性的 3 ~ 10 倍。腕管综合征患者经常在夜间因疼痛醒来，大多数人会以为是睡觉时身体压迫手腕导致疼痛，导致延误治疗。其他原因，如风湿性关节炎、糖尿病、内分泌异常、多发性神经炎、肿瘤及手腕骨折脱位等都可能引起腕管综合征。

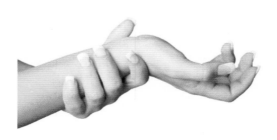

腕管综合征发病的原因在于腕部的正中神经受到太多的压力，当出现疼痛和刺痛等症状，则意味着病情出现恶化，神经发生永久性的损伤。

然而，腕管综合征如果能在早期及时发现并进行治疗，其治愈率还是相当高的。因此，了解腕管综合征各个时期的症状表现尤为重要。

腕管综合征初期，大拇指、食指、中指和无名指的桡侧会有麻木及刺痛感，症状会在夜间加剧，患者常常在睡觉时因手疼而醒来。当症状轻微不影响日常生活时，患者只需注意避免腕部过度劳累即可。

腕管综合征中期，手指出现持续性的疼痛发麻，扣扣子、拿杯子等动作做起来困难，麻木、疼痛症状会延伸至肘部或肩膀。此阶段建议患者向专科医生求助，可以使用手腕夹板、药物，或二者同时进行治疗。

腕管综合征后期，患者大拇指基端的肌肉消瘦，大拇指伸展困难，手部知觉丧失，此时应考虑进行手术治疗。

2. 腰椎间盘突出

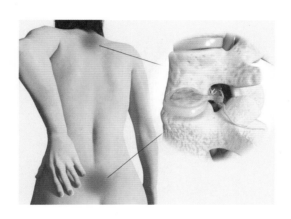

腰椎间盘会因老化、外伤、姿势不良、过度劳累等因素造成肌肉紧绷、肌腱发炎及纤维环破裂。当纤维环破裂时，髓核容易向外侧脱出，突入椎管或椎间孔，压迫相邻的脊髓或神经，从而导致背部疼痛。出现此症状时患者也不用太担心，经过姿势矫正、调养及药物治疗后，多数患者都可以获得康复。

但也有一些患者后背出现持续性的疼痛，且疼痛可延伸至腿部，甚至造成腿部酸麻无力，即所谓的坐骨神经痛。引起坐骨神经痛的原因有很多，最常见的病因就是腰椎间盘向后突出，压迫神经根，此症状临床称为腰椎间盘突出，常发生在腰部及腰骶部。

坐骨神经痛的治疗分为康复治疗、药物治疗和手术治疗。康复治疗必须在专业医生的指导下进行治疗才安全，因为需要根据造成坐骨神经痛的原因来选择合适的治疗方式。若是轻度腰椎间盘突出，可通过熏蒸及腰部牵引的方法坚持治疗数周，逐渐减轻神经压迫。

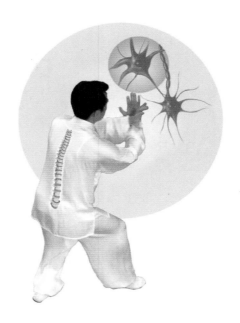

患者在康复的过程中可以散步、练习体操、打太极拳，这些都是不错的选择。日常生活中更应注意自己的坐姿、站姿、睡姿是否正确，康复锻炼应在专业人员的协助下进行，才能有效避免坐骨神经痛的复发。

6

第六章

运动是最好的"药"

　　现代人都想活得健康，每个人的养生方式又因个人习惯、生活环境等因素而各不相同。适当的运动所产生的保健作用是毋庸置疑的，许多医学文献都证实了太极拳有益健康。因此，向读者介绍一些太极拳的知识，读者若能在日常生活中加以练习，将有助于身心的健康发展。

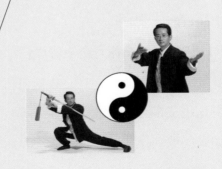

我与太极拳的渊源

　　太极拳之所以能起到养生的功效，就在于练习者在练习拳架动作时能发挥太极拳动作本身的特点，身心放松，周身缠绕。在这个状态下，练习者可以达到极佳的运动效果，进而达到运动养生的目的。

　　太极拳的动作有两个特点。

　　一是身心放松。身心放松包括生理上的肌肉、皮肤、关节等身体组成部分的放松，以及心理上的意识、情绪等都完全放松。如果能做到这些，那自然会使人产生神清气爽的感觉。平时在运动身体时，要在全身均不用力的情况下达到放松的要求。在放松的过程当中，还需注意将全身的关节、肌肉与皮肤一起松开。另外，心理上的知觉状态与内心的各种情绪若想得到放松，那就需要用到拳术的练习方法了。

二是周身缠绕。周身缠绕是运动时采用的运动方式，即以腰脊为运动的轴心，引导身体各部位做到"一动无有不动，一静无有不静"的效果。并且以轻灵的柔劲，配合螺旋运动的缠丝带动四肢，顺着各个关节，连续不断地旋转。

缠丝劲是陈氏太极拳的特点，指的是在拳术运行的过程中身体各部分不发生中断，而是接连地运转回旋。随着动作的螺旋运转，全身各处均实现了运动，由浅层的皮肤到深层的肌肉、骨骼及脏器等，全身都得到运动的最佳效果。

爱运动固然是好事，做运动前先要看看自己处在哪个年龄段，不同年龄段的人适合的运动项目是不同的。以慢跑来说，它更适合年轻人，中老年人若进行慢跑活动则容易造成膝关节损伤，增加脚踝受重，产生各种运动伤害。因此，不同的年龄应该从事相应的运动。

我曾因为搬重物导致腰椎间盘突出，遇天气不好时常无法弯腰，走路也歪向一边。临床针对神经病变的治疗方式是给患者提供 B 族维生素营养补充剂或消炎止痛剂等药物。到目前为止还没有任何治本措施能治疗腰椎间盘突出等疾病，即使是脊椎手术也仅能治标。

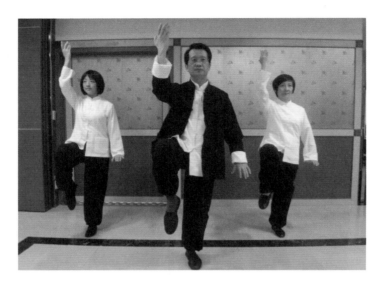

以我的个人经验，如果神经病变的康复效果未能达到预期，人生也将变为黑白。幸运的是，我在治疗的后期接触到了太极拳，并将学习太极拳当成康复的主要途径。如今，困扰我的疾病治愈达 90%，我的人生也重新变得丰富多彩起来。

太极拳有着深邃的中国古典哲学的内涵，不仅是用意练意的拳，也是用气练气的拳，对平衡身体、提高动作灵活性以及增强心肺功能都有所帮助。太极拳不受时间和场地的限制，建议中老年人多练习太极拳，每天只需要 30 分钟，就能拥有健康活力的人生。此外，久坐的上班族容易产生腰椎病变，练习太极拳也能起到预防保健的作用。

太极拳的基本动作大致可分为手法、步法和腿法，要领主要有虚灵顶劲、气沉丹田、含胸拔背、沉肩坠肘、开胯屈膝。陈氏太极拳由肢体各部的正反螺旋形动作组成，术名谓之"缠丝劲"，是陈氏太极拳独特的肢体动作方法，也是动作的基本。太极拳的训练讲究身心的放松及意念的集中，肢体的动作只是意的外部表现，要求"刚而速，柔而缓"，相互交织，形成刚柔相济的力量。

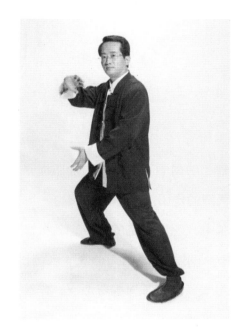

我一直把促进健康事业的发展当作使命，也在小区义务开展太极拳教学，分享太极拳运动的快乐。如果这些行动能引导中老年人走上正确的保健之路，那无疑会降低社会医疗的支出。认真负责的态度加上永不停歇的学习精神，除了经营企业外，更为药业塑造良好形象、回馈社会大众，这是我一直以来遵守的人生哲学。

太极拳的作用

　　最新研究发现，中国的太极拳有增加肌肉张力、促进新陈代谢及防止老年人跌倒的作用。

　　美国北卡罗来纳大学医学院的贾拉罕教授进行了一项调查研究。来自北卡罗来纳州和新泽西州的 354 名测试者被分成两组，一组较早开始练习太极拳，每周练习两次，连续进行 8 周。另一组较晚开始练习，训练课程两组相同。测试者参加的条件是他们必须是关节炎患者，年满 18 岁，且能在没有协助的情况下独立活动。8 周结束后，较早开始练习太极拳的人在疼痛、疲劳和肌肉僵硬方面都得到了改善。贾拉罕教授表示，这些人对健康的渴望也有提升，在肢体伸展和平衡方面也进步明显。

　　此项研究报告已于 2010 年 11 月 9 日在美国风湿病学会（American College of Rheumatology）的年会上正式发表。2003 年

9月，美国的一项研究结果也证明，太极拳可以促进新陈代谢，增强体力。研究发现，纤维性肌肉疼痛患者练太极拳也可大大缓解慢性疼痛。

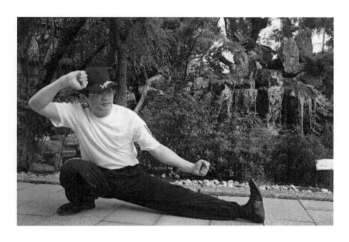

美国塔夫斯大学医学中心的研究人员将66名纤维性肌肉疼痛患者分成两组，一组为"太极拳组"，他们每周练习太极拳两次，每次1小时，连续12周。另一组为"健身班组"，每周进行两次健身锻炼，锻炼前进行轻度拉伸热身训练。

实验结束后，对两组患者进行"纤维性肌肉疼痛患者身体和心理症状改善情况"问卷调查，结果"太极拳组"的得分更高，症状改善更为明显。

"太极拳组"患者症状改善的表现：疼痛减少，日常活动的能力提高，疲劳、抑郁和焦虑明显减少，总体生活质量提高。此外，参加测试的患者睡眠质量和体质也得到了一定程度的改善。

后续调查还发现，练习太极拳的患者在 24 周后上述改善迹象仍然保持着。

哈佛大学医学院格洛里亚·耶哈博士表示，虽然这项新发现有待更大规模研究的进一步证实，但是练习太极拳已经表现出治疗纤维性肌肉疼痛的巨大潜能。

练习太极拳还可以缓解膝关节炎引起的疼痛。

美国塔夫茨医疗中心的研究人员对 40 名膝关节炎的患者进行了为期 12 周的跟踪调查，他们的平均年龄在 60 岁以上，且患病史超过 10 年。研究人员将患者分成两组，让其中一组患者每周打两次太极拳，每次半小时，另一组患者则只进行等量的常规拉伸练习。

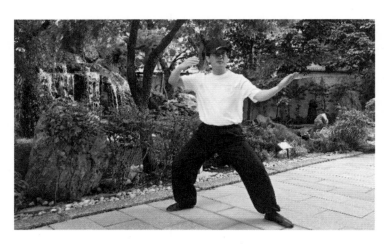

调查结果显示，与做常规拉伸运动的患者相比，练习太极拳的患者关节疼痛的症状明显缓解，情绪也变得稳定可控，身体功

能和整体健康恢复得更好。

据统计，跌倒是造成老年人意外死亡的最主要原因。在台湾，跌倒被列为 65 岁以上老人意外死亡的第二大原因。老年人每年发生跌倒的概率为 15%～40%，且随着年龄的增加，跌倒的发生率会逐渐升高。跌倒所造成的伤害，不仅给老年人带来身体上的痛苦，也加重了照顾者的负担。老年人发生跌倒的次数和受伤程度会随年龄的增加而上升，常引起头部外伤、扭伤、挫伤、骨折（腕部、肩部、脊椎和髋部等）等，严重的甚至导致死亡。

太极拳运动以脊椎为轴心，用腰胯带动躯干进行一连串动作，使身体各部位达到放松的效果。太极拳所特有的四肢活动，缓慢而放松的动作，能有效带动体内气血运行，增强身体柔软度，提高身体平衡性，以减少跌倒。

瘦身一定要运动

　　"我想减肥"是近年来不少人内心的真实写照,那怎样才能让体重降下来呢?其实,"减肥"的道理理解起来也很简单,就是身体消耗的热量要大于身体吸收的热量。消耗热量就是指运动,吸收的热量自然就是饮食了。因此,减肥要关注的就是运动和饮食了。

　　是不是不吃不喝只做运动就能减肥了?不少人想通过节食的方式来消耗过多的热量,这里要特别提醒有这种想法的人,节食固然可以减少身体摄入的热量,却也同时消耗掉了体内的肌肉。

　　一般而言,少量多餐的饮食方式既可以保存肌肉,又能很好地控制"饥饿感"。如果身体长时间处于饥饿状态,当下次进食时,为避免饥饿,大脑会发出囤积热量的信号。结果吃得过多,反而造成体内脂肪不断堆积,体重也总是"高高在上"。

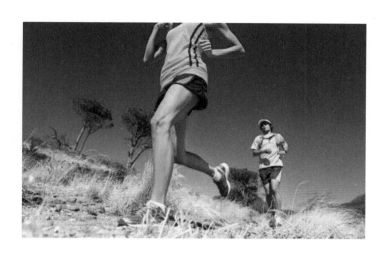

运动与热量消耗有着密不可分的关系。运动既可以消耗热量，也可以锻炼肌肉。肌肉对想要减肥的人来说非常重要，因为肌肉组织的代谢率较高，即便是身体处在休息状态，同等重量的肌肉组织所消耗的热量也高于脂肪组织的消耗量。因此，若能在减肥期间保有一定的肌肉，基础代谢率会提升，身体代谢的热量增加，也更容易达到减肥效果。

如果是通过运动成功减肥，且又能保持规律运动的习惯，体重出现反弹的可能性就会较小。相反，运动一旦出现中断，肥胖就很可能卷土重来。

想减肥又想吃得健康，减肥成功又想维持不反弹，不反弹又想保有一定的肌肉……做到这些不是不可能，最重要的是要有规律的运动，而非一时的运动。持之以恒的运动，才能维持理想的体重。

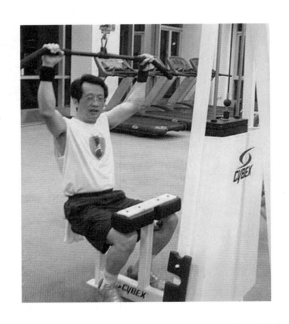

　　运动有助于肌肉的维持，尤其是负重运动最为有效。《美国临床营养期刊》指出，在同样的节食情况下，举重运动者存有的肌肉组织含量远高于不运动及进行有氧运动的人。当三者的体重减到相同的重量，举重运动者消耗的脂肪最多，肌肉的保存量也是最多的。

　　由此可知，运动项目中从事负重运动的人可以减掉较多的脂肪，同时保有较多的肌肉。长时间下来，三者的减重效果必然出现差异，肌肉的流失量也会不同，最后体态也会有所不同。常有人问：为什么我跟他体重一样，他有运动，我没有，但是他看起来却比我瘦呢？这里要提到有关密度的知识了，肌肉组织密度是高于脂肪组织密度的，爱运动的人肌肉组织含量要大于脂肪组织含量。同等重量的脂肪和肌肉，脂肪的体积大于肌肉，这就是体重相同的两个人里不运动者看起来比较胖的原因。

研究结果显示，减肥成功后仍需要保持一定的运动量。每天中度运动 80 分钟，或者剧烈运动 35 分钟，体重才能长期保持。中度运动的项目包括快走、桌球、高尔夫球、飞盘等，剧烈运动则包括慢跑、舞蹈、篮球等。

运动的好处除了减肥、维持体重外，还可以增强体质、预防心脑血管疾病。想要从事较剧烈训练的人可以先从舒缓的运动开始，循序渐进，锻炼肌肉的忍耐力，才能减少肌肉的流失。

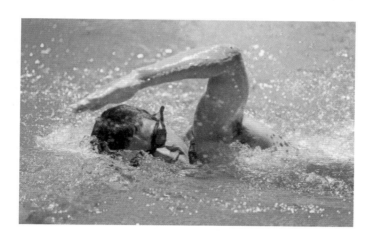

这里要特别推荐一项运动——游泳。

游泳不太容易造成运动伤害，水还能对皮肤和肌肉起到按摩的作用。通过游泳的换气动作，除了能增强心肺功能，还达到放松全身肌肉、缓解压力的效果。退化性关节炎患者、脊椎病变患者、气喘患者及鼻子过敏者可以把游泳当作物理治疗的方法。游泳的好处很多，在关键时刻还能成为一种求生技能。

适量运动对身体有益无害，饮食习惯不健康且缺乏运动会造成体重增加，进而导致血压升高。很多高血压患者都曾有过上述不良生活习惯，且因身体肥胖引发高血压的情况最为普遍。如果您身边有高血压患者，可提醒他调整饮食习惯、戒烟戒酒、适当运动，并在药物使用方面向专业医生寻求帮助，以降低心脑血管疾病发生的概率。

适量的运动对减肥确实有帮助。但是，过度运动或运动过于剧烈会产生大量的自由基，反而会给身体带来伤害，损害器官，加速老化。适度运动对人体的帮助很大，慢跑（中老年人群不建议选择）、太极拳、快走

扫码即可免费听课
你觉得延缓衰老的
关键是什么？

及游泳都是很好的运动选择。不过，中老年人在运动时要量力而行，避免剧烈运动。规律的饮食，适当的运动，这才是维持良好体态、保持健康的不二法门。